多職種で取り組む

抗菌薬適正使用

AST活動はじめの一歩

編集 松本哲哉・北原隆志・佐藤智明

医歯薬出版株式会社

はじめに

　新型コロナウイルスの感染拡大の影響を受けて，医療の現場でも大きな混乱が生じました．ほとんどの医療従事者がコロナを念頭に置きながら日常診療に従事せざるを得なくなり，感染症の中心はコロナとなりました．このような中で，他の感染症はインフルエンザのように激減したものもありましたが，細菌感染症が減ることはなく，院内では従来の感染症診療も並行して行われているのが現状だと思います．

　このように，コロナ禍においても日常診療における細菌感染症は相変わらず重要な位置を占めています．特に耐性菌に対しては，感染対策に加えて，抗菌薬の適正使用が重要な鍵を握っています．Antimicrobial Stewardship（AS）という用語もすでに浸透してきていますが，実際に院内の組織が十分に機能を果たしてAST活動が十分な成果を挙げている医療機関は，まだそれほど多くはないと思われます．

　多くの医療機関では，感染制御チーム（ICT）のスタッフが抗菌薬適正使用支援チーム（AST）の活動も行い，余力がない中で日々の対策が取られています．さらに，2022年度診療報酬改定では，感染防止対策加算が感染対策向上加算に変更され，求められるレベルも上がってきています．このような状況において，担当者の負担は増えるばかりです．その問題を解決するためには，AST活動についても多職種がうまく連携しながら効率的に業務を果たしていくことが大切だと思われます．

　本書はこのような視点に立って，共に編集をご担当いただいた北原隆志先生，佐藤智明先生とともに，抗菌薬適正使用支援チーム（AST）の活動を多職種で実施することにこだわって作成してきました．そのため，今回は特に薬剤師や臨床検査技師向けの項目も増やして全体を構成しております．また，これからAST活動に関与される方にもわかりやすい内容になるよう心がけました．

　本書がすでにAST活動に関わっておられる方にとっては気軽に読める参考書として，また，これからAST活動に関与される方にとっては入門のよき道しるべとして，身近にご利用いただける存在になることを願っております．

　最後に，コロナ禍のご多忙な状況で，本書の執筆および編集にご尽力いただいた各先生方に感謝申し上げます．また，企画の段階から完成まで根気強く本書の作成に関わっていただいた医歯薬出版の第一出版部の方々，特に新宅智子様に感謝いたします．

国際医療福祉大学医学部感染症学講座
国際医療福祉大学成田病院感染制御部

松本 哲哉

執筆者一覧

■ 編集

松本哲哉	国際医療福祉大学医学部感染症学講座　主任教授 国際医療福祉大学成田病院感染制御部　部長
北原隆志	山口大学大学院医学系研究科臨床薬理学講座　教授 山口大学医学部附属病院薬剤部　部長
佐藤智明	国際医療福祉大学成田病院検査部　技師長

■ 執筆（50音順）

荒岡秀樹	国家公務員共済組合連合会虎の門病院臨床感染症科　部長
小倉　翔	国家公務員共済組合連合会虎の門病院臨床感染症科
小野和代	東京医科歯科大学統合診療機構　機構長補佐
樫山誠也	広島大学病院診療支援部臨床検査部門　副部門長
川村英樹	鹿児島大学病院感染制御部　副部長
北原隆志	前掲
酒井義朗	久留米大学病院薬剤部　主任
佐藤智明	前掲
佐村　優	横浜総合病院薬剤部　科長
園部一成	東京医科歯科大学病院検査部　副臨床検査技師長
谷口俊文	千葉大学医学部附属病院感染症内科　講師
長南正佳	順天堂大学医学部附属順天堂医院臨床検査部
中村　造	東京医科大学病院感染制御部　准教授
丹羽　隆	岐阜大学医学部附属病院薬剤部　副薬剤部長
浜田幸宏	東京女子医科大学病院薬剤部　副薬剤部長
堀野哲也	東京慈恵会医科大学附属病院感染症科　診療副部長
前田真之	昭和大学薬学部臨床薬学講座感染制御薬学部門　准教授
松本哲哉	前掲
山田康一	大阪公立大学大学院医学研究科臨床感染制御学　講師
山本　剛	大阪大学医学部附属病院感染制御部
渡邊裕介	東京医科大学病院感染制御部

本書に出てくる主な原因菌

■ 菌名

肺炎球菌	*Streptococcus pneumoniae*
肺炎桿菌	*Klebsiella pneumoniae*
インフルエンザ菌	*Haemophilus influenzae*
大腸菌	*Escherichia coli*
緑膿菌	*Pseudomonas aeruginosa*
腸球菌	*Enterococcus* 属（*Enterococcus faecalis*，*E. faecium* など）
髄膜炎菌	*Neisseria meningitidis*
百日咳菌	*Bordetella pertussis*
淋菌	*Neisseria gonorrhoeae*
黄色ブドウ球菌	*Staphylococcus aureus*
表皮ブドウ球菌	*Staphylococcus epidermidis*
溶連菌	*Streptococcus pyogenes*
CNS	コアグラーゼ陰性ブドウ球菌
MSSA	メチシリン感性黄色ブドウ球菌
HACEK グループ	*Haemophilus* 属，*Actinobacillus* 属，*Cardiobacterium* 属，*Eikenella* 属，*Kingella* 属のグラム陰性桿菌の総称

■ 耐性菌

BLNAR	β-ラクタマーゼ非産生アンピシリン耐性インフルエンザ菌
BLPAR	β-ラクタマーゼ産生アンピシリン耐性インフルエンザ菌
CPE	カルバペネマーゼ産生腸内細菌目細菌
CRE	カルバペネム耐性腸内細菌目細菌
ESBL 産生菌	基質拡張型 β-ラクタマーゼ産生菌
MDRA	多剤耐性アシネトバクター
MDRP	多剤耐性緑膿菌
MRCNS	メチシリン耐性コアグラーゼ陰性ブドウ球菌
MRSA	メチシリン耐性黄色ブドウ球菌
PRSP	ペニシリン耐性肺炎球菌
VISA	バンコマイシン低感受性黄色ブドウ球菌
VRSA	バンコマイシン耐性黄色ブドウ球菌
VRE	バンコマイシン耐性腸球菌

本書に出てくる主な薬剤

ABPC	アンピシリン（ペニシリン系）
AMPH-B	アムホテリシンB（ポリエンマクロライド系抗真菌薬）
AMK	アミカシン（アミノグリコシド系）
AMPC	アモキシシリン（ペニシリン系）
AZM	アジスロマイシン（マクロライド系）
AZT	アズトレオナム（モノバクタム系）
BIPM	ビアペネム（カルバペネム系）
CAM	クラリスロマイシン（マクロライド系）
CAZ	セフタジジム（セフェム系）
CCL	セファクロル（セフェム系）
CDTR-PI	セフジトレン ピボキシル（セフェム系）
CEX	セファレキシン（セフェム系）
CEZ	セファゾリン（セフェム系）
CFPM	セフェピム（セフェム系）
CFX	セフォキシチン（セフェム系）
CL	コリスチン（ポリペプチド系）
CLDM	クリンダマイシン（リンコマイシン系）
CMZ	セフメタゾール（セフェム系）
CPDX	セフポドキシム（セフェム系）
CPFG	カスポファンギン（キャンディン系抗真菌薬）
CPFX	シプロフロキサシン（キノロン系）
CTM	セフォチアム（セフェム系）
CTRX	セフトリアキソン（セフェム系）
CTX	セフォタキシム（セフェム系）
CVA／AMPC	クラブラン酸／アモキシシリン（ペニシリン系）
DAP	ダプトマイシン（環状リポペプチド系）
DOXY	ドキシサイクリン（テトラサイクリン系）
DRPM	ドリペネム（カルバペネム系）
EM	エリスロマイシン（マクロライド系）
FDX	フィダキソマイシン（マクロライド系）
F-FLCZ	ホスフルコナゾール（アゾール系抗真菌薬）
FLCZ	フルコナゾール（アゾール系抗真菌薬）
FMOX	フロモキセフ（セフェム系）

FOM	ホスホマイシン（ホスホマイシン系）
FRPM	ファロペネム（ペネム系）
GM	ゲンタマイシン（アミノグリコシド系）
GRNX	ガレノキサシン（キノロン系）
IPM/CS	イミペネム／シラスタチン（カルバペネム系）
ISP	イセパマイシン（アミノグリコシド系）
ITCZ	イトラコナゾール（アゾール系抗真菌薬）
KM	カナマイシン（アミノグリコシド系）
L-AMB	アムホテリシンB リポソーム製剤（ポリエンマクロライド系抗真菌薬）
LCM	リンコマイシン（リンコマイシン系）
LVFX	レボフロキサシン（キノロン系）
LSFX	ラスクフロキサシン（キノロン系）
LZD	リネゾリド（オキサゾリジノン系）
MCFG	ミカファンギン（キャンディン系抗真菌薬）
MEPM	メロペネム（カルバペネム系）
MINO	ミノサイクリン（テトラサイクリン系）
MNZ	メトロニダゾール（その他）
MPIPC	オキサシリン（ペニシリン系）
PCG	ベンジルペニシリン（ペニシリン系）
PIPC	ピペラシリン（ペニシリン系）
PZFX	パズフロキサシン（キノロン系）
REL/IPM/CS	レレバクタム／イミペネム／シラスタチン（カルバペネム系）
RFP	リファンピシン（その他）
SBT/ABPC	スルバクタム／アンピシリン（ペニシリン系）
SM	ストレプトマイシン（アミノグリコシド系）
ST	スルファメトキサゾール・トリメトプリム（その他）
TAZ/CTLZ	タゾバクタム／セフトロザン（セフェム系）
TAZ/PIPC	タゾバクタム／ピペラシリン（ペニシリン系）
TBPM-PI	テビペネム ピボキシル（カルバペネム系）
TGC	チゲサイクリン（グリシルサイクリン系）
TEIC	テイコプラニン（グリコペプチド系）
TOB	トブラマイシン（アミノグリコシド系）
TZD	テジゾリド（オキサゾリジノン系）
VCM	バンコマイシン（グリコペプチド系）
VRCZ	ボリコナゾール（アゾール系抗真菌薬）
5-FC	フルシトシン（ピリミジン系抗真菌薬）

略語一覧

AHA	米国心臓協会
AKI	急性腎障害
Alb	アルブミン
AMR	薬剤耐性
AS	抗菌薬適正使用支援
AST	抗菌薬適正使用支援チーム
AUC	血中濃度時間曲線下面積
AUD	抗菌薬使用密度
CAP	市中肺炎
CCr	クレアチニンクリアランス
CD	*Clostridioides difficile*
CDI	*Clostridioides difficile* 感染症
CDC	米国疾病予防管理センター
CFU	colony-forming unit
CLSI	米国臨床検査標準協議会
C_{max}	最高血中濃度
COPD	慢性閉塞性肺疾患
C_{peak}	血中ピーク濃度
CRBSI	カテーテル関連血流感染症
CRP	C 反応性タンパク
CSF	脳脊髄液
CYP	チトクロム P450
DOT	抗菌薬使用日数
eGFR	推算 GFR
ESBL	基質拡張型 β-ラクタマーゼ
ESC	欧州心臓病学会
EUCAST	欧州抗微生物薬感受性試験委員会
GFR	糸球体濾過量
GM 抗原	ガラクトマンナン抗原
HAP	院内肺炎
HHV-6	ヒトヘルペスウイルス 6

HIV	ヒト免疫不全ウイルス
ICT	感染制御チーム
ICU	集中治療室
IE	感染性心内膜炎
JAID	日本感染症学会（The Japanese Association for Infectious Diseases）
JANIS	厚生労働省院内感染対策サーベイランス
JSC	日本化学療法学会（Japanese Society of Chemotherapy）
MAO 阻害薬	モノアミン酸化酵素阻害薬
MBL	メタロ β-ラクタマーゼ
MIC	最小発育阻止濃度
MSW	mutant selection window
NHCAP	医療・介護関連肺炎
NICU	新生児集中治療室
NSAIDs	非ステロイド性抗炎症薬
PBP	ペニシリン結合タンパク
PK/PD	薬物動態学 / 薬力学
PVL	パントンバレンタインロイコシジン
Scr	血清クレアチニン
SDD	用量依存的感性（薬剤感受性結果の解釈）
SpO_2	酸素飽和度
SSI	手術部位感染
SSRI	選択的セロトニン再取り込み阻害薬
TAM	time above MIC
TDM	治療薬物モニタリング
TP	総タンパク
WHO	世界保健機関

目次

step 1 　抗菌薬適正使用の基礎知識　　1

step2　抗菌薬適正使用　実践Q&A　101

抗菌薬適正使用の
基礎知識

① なぜ AST が必要とされているのか？ AS に取り組む意義

　抗菌薬適正使用支援（antimicrobial stewardship：AS）は，医療機関における抗菌薬の適正使用を組織立って支援する仕組みです．この動きはまず海外で活発化しましたが，その背景には，耐性菌の問題が深刻化したことと，新たな抗菌薬の開発が停滞し，従来から使われている抗菌薬を適切に使うことの意義が重要視されるようになったことがあります．

　耐性菌の問題については，政府は薬剤耐性（antimicrobial resistance：AMR）対策アクションプランを 2016 年に公開し，国として耐性菌対策に取り組む姿勢を明確にしました．これについては，同年の伊勢志摩サミットや G7 保健大臣会合でも取り扱われ，耐性菌対策の重要な柱の一つとして抗菌薬の適正使用が取り上げられています．

　このような社会的な動きを背景に，AS は日本の学会でも重視され，日本化学療法学会や日本感染症学会など 8 学会は合同で「抗菌薬適正使用支援プログラム実践のためのガイダンス」を 2017 年に公開しました．AS の必要性は国内でも広く認識され，今では多くの医療機関で導入されるようになっています．

　AS の基本理念，すなわち抗菌薬の適正使用を組織として推進するという考え方については誰もが共感するものであり，それに反対する人はほとんどいらっしゃらないと思います．しかし実際には，AS をどのように実践すれば良いかについて多くの課題があるようです．たとえば，各医療機関において AS を組織立って支援するとしても，抗菌薬の使用状況や，適正と思われる使用法のアドバイスを誰がどのように行うか，さらにその後，うまく治療が行われたかどうかの評価方法など，多くの壁にぶつかってしまうのが現状です．

　前述の 8 学会のガイダンスには，「AS を実施するためには，プログラムを効率良く行うために必要な電子カルテと連動した感染管理システムの導入や，薬剤感受性検査，治療薬物モニタリング（therapeutic drug monitoring：TDM）などの実施体制の充実が不可欠である．」と記載されています．しかし，この条件をすべて満たせる医療機関は限られており，感染管理システムがなく手作業で集計を行ったり，薬剤感受性検査を含む微生物検査および TDM が外注でな

されている施設も少なくありません.

　抗菌薬適正使用支援チーム（antimicrobial stewardship team：AST）は，各医療機関において AS を実施する中心的な組織で，感染症治療にそれぞれの立場から専門的な意見を述べられる人たちによって構成されています. AS 活動を円滑に行うには AST の存在は欠かせませんが，現実には様々な問題が指摘されています.

　たしかに AST 活動は専門スタッフによって実施される必要がありますが，各医療機関における人的要員は限られており，感染制御チーム（infection control team：ICT）と重複するスタッフも多いです. さらに本来の業務に加えて兼任として行う場合が多いため，各メンバーにとっては負担が大きくなっています. また，抗菌薬の適正使用といっても客観的に何が適正なのかを判断することは案外難しく，アドバイスする側と主治医とは立場が異なるため意見の衝突も少なくありません.

　このように，AS および AST 活動はどの医療機関においても重要な取り組みであることは間違いありませんが，実際に担当するメンバーにとっては苦労が多いこともたしかです. 私もいろいろな医療機関の AST のメンバーと意見交換をしてきましたが，それぞれ問題を抱えながらも，献身的に患者のためを思って取り組まれている方々の話を聞くにつけ，頭が下がる思いです.

　各施設の AST のメンバーから，様々な問題について「どうすれば良いでしょうか？」という質問をよく受けます. いずれも根深い問題であり，AST の頑張りだけでは解決できそうにない問題も多いと考えられます. そのため，そのような問題については，**組織全体として課題を解決できるように行動を起こすことが大切です**. 問題解決には医療機関のトップがその重要性を認識し，積極的に取り組む必要があると思われます. 私はそのような質問が寄せられる度に，「とにかく病院長を味方に付けて下さい. そして病院として解決すべき問題が生じた場合は，病院長の支持をまず受けて，その上で動いて下さい.」と答えるようにしています.

　多くの負担を伴いながら AST 活動に取り組まれているメンバーの方々に，改めて敬意を表したいと思います. そして，患者のために大切な活動であることを改めて認識していただき，なかなか報われることの少ない状況においても，くじけないで活動を継続していただくことを願っています.

① ASTの活動内容

　感染制御チーム（infection control team：ICT）の活動の一つに抗菌薬適正使用の推進があげられていますが，**抗菌薬適正使用支援チーム（antimicrobial stewardship team：AST）は，プロセスとアウトカムの指標を設定し評価することで，より具体的に抗菌薬適正使用を推進することが重要です。**「抗菌薬適正使用支援プログラム実践のためのガイダンス」[1]には，抗菌薬の適正使用を推進するための基本戦略として，①介入，②抗菌薬使用の最適化，③微生物検査診断の利用，④ASの評価測定，⑤特殊集団の選択とASの集中，⑥教育・啓発があげられています（表1）。ここでは特に介入について記載します。

■ 適切な介入

　ASTによる適切な介入には，①事前承認，②モニタリングとフィードバックの2つの方法があります。**事前承認はいわゆる許可制で，対象となる抗菌薬を処方する前にASTにその必要性を説明し，ASTの承認が得られなければ処方できないシステムです。**この方法により適正使用やガイドラインの遵守，薬剤耐性菌の減少，薬剤感受性率の回復などが期待できますが，24時間365日の対応が求められるため，実施できる医療機関は限られます。

　モニタリングとフィードバックは，抗菌薬の使用や感染症検査結果，特殊集団や特殊病態などをモニタリングの対象とし，介入する方法です。すべての抗菌薬や検査をモニタリングすることは困難であり，カルバペネム系薬などの広域抗菌薬や抗MRSA薬，血液培養，ICU患者など，自施設での必要性と対応が可能な項目を検討して始めます。特定の抗菌薬に対する最初の介入は，届出制などを実施して抗菌薬開始後早期に行うことが望ましく，治療開始前の検査を含む診療や初期治療の適切性を評価します。その後，培養検査などの感染症検査の結果判明時，治療効果判定時，経静脈投与から経口投与など投与経路を変更する際，長期間投与時などにも介入し，抗菌薬の有効性や必要性を評価します。**モニタリングだけでは容易に形骸化してしまいますので，必ずASTとしての意見をフィードバックし，必要な検査や治療の変更などを提案することも重要です。**

　また，個々の症例に対して介入するだけでなく，診療科など部署単位でも抗

表 1　抗菌薬の適正使用を推進するための基本戦略

基本戦略	主な活動内容
①介入	モニタリングとフィードバック 事前承認
②抗菌薬使用の最適化	微生物検査，画像検査，血液検査の適正化 初期選択抗菌薬の選択，用法・用量の適正化
③微生物検査診断の利用	検体採取と培養検査の適正化 施設内のアンチバイオグラムの作成
④ AS の評価測定	プロセスの指標 　抗菌薬の使用状況 　TDM の実施率，血液培養実施率，デ・エスカレーション（de-escalation）の実施率など アウトカムの指標 　入院期間や感染症による死亡率 　耐性菌や副作用の発生率，治療費など
⑤特殊集団の選択と AS の集中	広域抗菌薬等の特定の抗菌薬を使用する患者 菌血症等の特定の感染症兆候のある患者 免疫不全状態等の特定の患者集団
⑥教育・啓発	抗菌薬適正使用の院内研修 抗菌薬使用マニュアルの作成 卒前・卒後教育 TDM（治療薬物モニタリング，therapeutic drug monitoring）

菌薬の使用状況を調査し，広域抗菌薬使用の偏りなどがないかを確認して啓発・教育していくことも非常に重要となります．

■ 感染対策

　抗菌薬を適正に使用していても，感染対策が不十分であれば耐性菌の分離頻度は増加し，薬剤感受性率は低下します．薬剤耐性菌の分離頻度が高い施設や地域では，初期治療薬として耐性菌を想定した抗菌薬を選択することが多くなってしまいますから，広域抗菌薬や抗 MRSA 薬の使用も増加します．そのため，抗菌薬の使用状況や耐性菌の分離頻度などの情報を ICT と共有しつつ，薬剤耐性菌を増加させない，減少させる感染対策を同時に行うことが重要です．

1）8 学会合同抗微生物薬適正使用推進検討委員会：抗菌薬適正使用支援プログラム実践のためのガイダンス，2017．

② 各職種の働き

　AST として円滑に業務を遂行するためには，お互いの役割を理解し情報を共有しながら活動することが重要です（表2）．AST を構成する医師，薬剤師，臨床検査技師，看護師には以下のような役割が期待されますが，これらの役割を達成するためには，ガイドラインなどに記載された内容をただ提示するのではなく，**実際に患者を担当する現場の医療従事者の考え方や立場を理解し尊重しつつ，現場と連携しながら丁寧に抗菌薬の適正使用を推進していくことが重要です．**

■ 医師

　抗菌薬を開始する際に，感染症の診断，治療に重要な患者背景，感染巣，原因病原体を把握あるいは推定した上で抗菌薬を選択しているかを確認し，**初期治療の妥当性を検証して，必要があれば追加検査や抗菌薬の変更・追加などを提案します．**さらに抗菌薬治療開始後，臨床経過や微生物検査の結果を参考に**標的治療への変更を提案します．**抗菌薬の適正使用はデ・エスカレーション（de-escalation）だけでなく，必要と判断した場合には広域抗菌薬や抗 MRSA 薬を推奨することも重要です．また，不必要な抗菌薬の長期投与は耐性菌の誘導や *Clostridioides difficile* 感染症（CDI）のリスクとなり，投与期間が不十分であれば再燃する可能性もありますので，適切な投与期間を推奨することも必要です．

■ 薬剤師

　薬剤師も，医師と同様に**感染症診療に積極的に関与することが期待されます．**抗菌薬の投与量や投与方法の適正化は薬剤師が中心となって推進し，特にバンコマイシン（VCM）やテイコプラニン（TEIC），アミノグリコシド系薬を投与する症例では，TDM（治療薬物モニタリング，therapeutic drug monitoring）によって適切な投与設計を提案します．また，培養結果が判明した際，薬剤感受性検査の結果のみで抗菌薬が選択されないように，感染巣への移行，相互作用，排泄経路，経口抗菌薬であれば生物学的利用能を考慮した適切な抗菌薬の選択，投与量，投与方法を推奨します．施設ごとに決めた特定抗菌薬の使用状況を抗菌薬使用密度（antimicrobial use density：AUD）や抗菌薬使用日数（days of therapy：DOT）などで集計し，施設での使用状況や診療科による偏りの有無などを確認し，AST の活動効果の一つとして評価することも重要な役割です．

表2 各職種の役割

職 種	役 割
医 師	感染症の診断，初期治療の適切性の評価と必要な検査の提案 微生物検査結果を参考にした標的治療の提案 推奨される抗菌薬投与期間の提案
薬剤師	適切な抗菌薬の投与量，投与方法の提案 TDM実施とTDMに基づく投与設計の提案 特定抗菌薬の使用状況の集計と評価
臨床検査技師	血液培養の採取率や複数セット率，喀痰などの検査材料の適切性の調査と評価 迅速検査を含む微生物検査の有用性とその限界の周知 薬剤耐性菌の分離頻度の調査とアンチバイオグラムの作成
看護師	適切な検体採取の確認 感染症の原因の調査と術後創部やカテーテルの管理方法の確認

■ 臨床検査技師

　臨床検査技師の重要な役割として，**適正な微生物検査が行われているかどうかを評価すること**があげられます．血液培養の採取率や複数セット率，良質な喀痰材料が提出されているかなどを確認するとともに，迅速検査を含むさまざまな検査の有用性やその限界についても周知し，微生物検査の適正使用を普及させます．微生物検査の結果，特に血液培養や髄液検査の結果は速やかに治療に反映させる必要があり，これらの結果を伝達する方法をあらかじめ構築しておくことも重要です．また，初期治療として抗菌薬を選択する際は，患者背景や感染巣とともに，所属する施設の**薬剤耐性菌の分離頻度やアンチバイオグラム**を参考にしますから，これらの情報を定期的に更新し周知します．

■ 看護師

　抗菌薬適正使用支援は多職種で対応することが前提となっており，看護師もその立場を生かして関与することが求められるようになっています．たとえば，喀痰培養は医師がオーダーしますが，実際に患者から喀痰を受け取るのは看護師であることが多く，また血液培養を看護師が採取する施設や医師が採取する際に看護師が介助する施設もあり，看護師が血液培養に携わる場面も非常に多いです．つまり，病棟や外来の看護師は現場で行われている微生物検査の検体を確認することができますから，**ASTに所属する看護師は現場の看護師と連携して，微生物検査の適正化を推進すること**ができます．また，感染症が手術部位感染やカテーテル関連感染症であれば，実際の創部やカテーテル管理を評価し改善することによって，これらの感染症の発生を減少させることが期待されます．

③ 加算の要件

　2022年度より，感染防止対策加算は1〜3に分類される感染対策向上加算に改定されました．分類ごとに施設基準は異なるものの（表3），いずれの施設においても抗菌薬適正使用の推進が求められています（表4〜7）．

　感染対策向上加算1の施設は，表4に示すような抗菌薬適正使用支援チーム（AST）を組織し，業務を実施することが必要です．感染対策向上加算1以外の施設では，抗菌薬適正使用支援チームを組織することは必須ではありませんが，感染対策向上加算2の施設では，抗菌薬の適正使用を監視するための体制を有すること，感染対策向上加算3の施設では感染対策向上加算1の施設や医師会から助言を受けることなど，それぞれの医療機関で抗菌薬適正使用を推進する必要があります．また，診療所を対象とした外来感染対策向上加算が新設され，感染対策向上加算3の施設と同様に，院内の抗菌薬の適正使用について助言を受けることと記載されています．ここでは，表4に示したASTの役割のなかで⑤，⑥の重要性について述べます．

■ 院内で使用可能な抗菌薬の見直し（ASTの役割⑤）

　抗菌薬の処方はガイドラインや指針に基づくだけでなく，医師の今までの経験をもって処方されていることがあります．なかには推奨されることがほとんどない薬剤が処方されることや，適応となる感染症や細菌が重複する薬剤が複数採用されていることもあります．

　感染対策向上加算の申請に伴い，**病院全体の抗菌薬の種類や使用状況を確認し，施設内のガイドラインを作成しつつ，不要な抗菌薬を減らしていくことも**適正使用に有効な方法です．

■ 他の医療機関からの相談を受ける（ASTの役割⑥）

　感染対策向上加算1を算定している医療機関では，感染対策向上加算2，3または外来感染対策向上加算の医療機関と定期的にカンファレンスを行うとともに，これらの医療機関から抗菌薬適正使用に関する相談などを受けることになります．

　他の医療機関，特に地域連携のある医療機関で抗菌薬適正使用が推進されれば，地域全体での耐性菌の分離頻度の低下や薬剤感受性率の改善，感染症診療の適正化が期待されますから，他施設からの相談を積極的に受け，改善点があ

れば改善方法を提案していくこともとても重要です.

　このように, ASTの活動は個々の感染症患者に対する適切な診療を推進するとともに, 所属する医療施設, さらには地域での抗菌薬適正使用を推進することを目的としています.

表3　感染対策向上加算を申請する施設に求められる感染制御チームの条件

感染対策向上加算1 (710点)

① 感染症対策に3年以上の経験を有する専任の常勤医師
② 5年以上感染管理に従事した経験を有し, 感染管理に係る適切な研修を修了した専任の看護師
③ 3年以上の病院勤務経験を持つ感染防止対策にかかわる専任の薬剤師
④ 3年以上の病院勤務経験を持つ専任の臨床検査技師

①または②のうち1名は専従であること.

感染対策向上加算2 (175点) (一般病床の数が300床未満を標準とする)

① 感染症対策に3年以上の経験を有する専任の常勤医師
② 5年以上感染管理に従事した経験を有する専任の看護師
③ 3年以上の病院勤務経験を持つ又は適切な研修を修了した感染防止対策にかかわる専任の薬剤師
④ 3年以上の病院勤務経験を持つ又は適切な研修を修了した専任の臨床検査技師

感染対策向上加算3 (75点) (一般病床の数が300床未満を標準とする)

① 専任の常勤医師 (適切な研修の修了が望ましい)
② 専任の看護師 (適切な研修の修了が望ましい)

外来感染対策向上加算 (6点) (診療所であること)

① 院内感染管理者を配置していること.

院内感染管理者は, 医師, 看護師, 薬剤師その他の医療有資格者であること.

表4 感染対策向上加算1の施設に求められる抗菌薬適正使用

抗菌薬適正使用支援チームを組織すること
① 感染症の診療について3年以上の経験を有する専任の常勤医師
② 5年以上感染管理に従事した経験を有し，感染管理に係る適切な研修を修了した専任の看護師
③ 3年以上の病院勤務経験を持つ感染症診療にかかわる専任の薬剤師
④ 3年以上の病院勤務経験を持つ微生物検査にかかわる専任の臨床検査技師

①から④のうちいずれか1人は専従.

抗菌薬適正使用支援チームの役割
①感染症治療の早期モニタリングと主治医へのフィードバック
②微生物検査・臨床検査の利用の適正化
③抗菌薬適正使用に係る評価
④抗菌薬適正使用の教育・啓発
⑤院内で使用可能な抗菌薬の見直し
⑥他の医療機関から抗菌薬適正使用の推進に関する相談を受ける

抗菌薬適正使用支援チームと感染制御チームの専従者は異なることが望ましいとされている.

表5 感染対策向上加算2の施設に求められる抗菌薬適正使用

抗菌薬の適正使用を監視するための体制を有すること.

表6 感染対策向上加算 3 の施設に求められる抗菌薬適正使用

・抗菌薬の適正使用について，加算 1 の医療機関又は地域の医師会から助言を受けること
・細菌学的検査を外部委託する場合は，「中小病院における薬剤耐性菌アウトブレイク対応ガイダンス」に沿った対応を行う

表7 外来感染対策向上加算の施設に求められる抗菌薬適正使用

・抗菌薬の適正使用について，加算 1 の医療機関又は地域の医師会から助言を受けること
・「抗微生物薬適正使用の手引き」を参考に抗菌薬の適正な使用の推進に資する取組を行う
・細菌学的検査を外部委託する場合は，「中小病院における薬剤耐性菌アウトブレイク対応ガイダンス」に沿った対応を行う

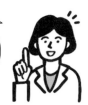

感染対策向上加算では，
いずれの施設でも
抗菌薬の適正使用の推進が
求められています

① 抗菌薬投与前にやるべきこと

　抗菌薬の適正使用は，①どのような原因微生物による，②どのような感染症の診断名に対して，③どのような治療（抗菌薬のみではない）を行うか，という「感染症診療の大原則」を忠実に遵守することに尽きます（図1）．これを実践せずに抗菌薬適正使用は達成されません．加えて，リスク因子の検討が重要です．

■ 原因微生物の特定

　原因微生物の特定には培養検査を用います．**感染巣を疑う臓器に対する培養検査に加えて血液培養が必須です．血液培養は陽性率とコンタミネーションの可能性から2セット以上が必要です．**ある報告[1]によると2セットの血液培養でも陽性となる確率は約80%で，菌血症を疑う場合には，1回目（2セット）の血液培養が陰性でも，抗菌薬のエスカレーション（抗菌スペクトラムの拡大）時などは，2回目の血液培養を考慮します．初回診察時に肺炎と暫定診断した場合でも，経過で診断が覆る例はあり，初診時から積極的に尿，喀痰，便，創部などの複数部位の培養検査を検討します．血液，髄液，関節液など通常無菌な部位からの培養検査が陽性となる場合には，感染症の診断名に直結するため，有用です．また，**薬剤感受性検査は抗菌薬選択に重要な情報です．**他に尿中抗原検査，PCR検査，抗体価などを駆使し，原因微生物の同定に努めます．

■ 感染症の診断

　診断は医師だけで行うものではありません．院内5大感染症として，肺炎，尿路感染症，*Clostridioides difficile* 感染症（CDI），カテーテル関連血流感染症（catheter-related bloodstream infection：CRBSI），創部感染症が約80%を占めます[2]が，**呼吸状態，尿道カテーテル留置の有無，排便回数や性状，カテーテル挿入日数や局所所見，創部の発赤などの単純な所見でも多くの情報を得る**ことができます．CRBSIといえば中心静脈カテーテルが想起されますが，末梢静脈カテーテルでも生じます．末梢静脈カテーテルは観察不足になりがちですので，場合により，担当医に情報提示を行うことも必要です．末梢静脈カテーテルによるCRBSIの診断も，中心静脈カテーテルと同様に血液培養とカテーテル先端培養の一致を確認します．CDIであれば，ブリストル・スケール（p.58）で5以上，3回/日以上の下痢便の有無を確認します．カテーテル関連尿路感染

症は発熱以外の症状が乏しいことが多く，院内発熱例では他の疾患や薬剤熱など幅広い鑑別が必要です．

■ 治療

治療は多くの教科書で「抗菌薬」と記載されていますが，ここに大きな落とし穴があると考えられます．**抗菌薬だけで改善しない感染症は多く，後述するリスク因子の除去と外科的アプローチを考慮する必要がある**ためです．たとえば，結石性腎盂腎炎に伴う腎膿瘍に対しての治療は，尿管ステントなどの尿路の確保と膿瘍に対するドレナージが重要です．その上で，原因微生物に対する抗菌薬を選択します．このように，**抗菌薬適正使用には，抗菌薬以外にも，感染症の診断に応じた治療の提示が必要です．**一方，感染症を示唆する所見がない場合や抗菌薬に不応性の発熱では，**非感染性の発熱**も考慮します．非感染性の発熱として膠原病や腫瘍熱が有名ですが，薬剤熱，深部静脈血栓症，消化管出血，血腫吸収熱等にも多く遭遇します．

■ リスク因子の推定

リスク因子の推定は感染症の診断，原因微生物の特定に有用で，リスク因子の除去は治療に不可欠です．たとえば，CDI の重要なリスク因子は先行抗菌薬です．先行抗菌薬のある症例の発熱では CDI を想起します．第一に検討する治療はバンコマイシン（VCM）の投与ではなく，抗菌薬を終了できるかどうかです．また，原因微生物の推定にもリスク因子は重要です．MRSA（メチシリン耐性黄色ブドウ球菌）の保菌リスクとして，直近の入院歴や外科手術，血液透析，先行抗菌薬などがあります．すでにカルバペネム系薬のような広域抗菌薬が投与されている症例が発熱した場合，カルバペネム系薬に耐性の原因微生物として MRSA を想起します．第一に考えるべきことは，カルバペネム系薬が必要かどうかを検討し，新規感染症に対するアプローチを行うことです．多くの感染症でリスク因子は検討・報告されているので，それらを参照の上，個々の症例でのリスク因子の推定を行ってください．

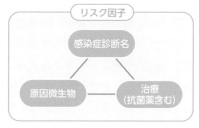

図1　感染症診療の大原則

1) Cockerill FR 3rd, et al. : Optimal Testing Parameters for Blood Cultures. *Clin Infect Dis*, 38(12)：1724-1730, 2004.
2) Magill SS, et al. : Multistate Point-Prevalence Survey of Health Care-Associated Infections. *N Engl J Med*, 370(13)：1198-1208, 2014.

② 抗菌薬投与の目的に応じた考え方

　抗菌薬投与には4つの考え方があり，一般診療では**経験的治療**と**標的治療**が重要です．他に特殊な状況で行われるのが，**予防的抗菌薬投与，先制攻撃的投与**です．どれも基本的な考え方は同様で，前述の感染症診療の大原則に従います．

■ 経験的治療（empiric therapy）

　経験的治療は，原因微生物の同定前に行われます．重症例，発熱性好中球減少症（FN），細菌性髄膜炎などの緊急性がある疾患，治療の遅れが死亡率や入院日数の増加につながる状況で考慮されます．培養検査は結果が出るまで数日を要するため，上記疾患では，結果判明前に迅速な抗菌薬投与が必要です．しかし，**経験的治療＝広域抗菌薬投与ではありません**．感染症の大原則に従い，どのようなリスク因子があり，どのような原因微生物と感染症診断名が疑われるのでこの抗菌薬を使用する，というプロセスをたどります．具体的には，アンチバイオグラムや保菌歴を参考に，基礎疾患のない市中発症の尿路感染症であれば *Escherichia coli* や *Klebsiella* 属，肺炎であれば *Streptococcus pneumoniae* や *Haemophilus influenzae* 等を疑い，スルバクタム/アンピシリン（SBT/ABPC）や第3世代セフェムなどが選択肢になります．院内感染症であれば *Enterobacter* 属，*Serratia* 属，*Citrobacter* 属，*Pseudomonas* 属，場合により MRSA 等を想定し，第4世代セフェムやバンコマイシン（VCM）も考慮されます．詳細については各学会からのガイドラインを参照して下さい．広域抗菌薬の使用が多い施設では，このステップでの診断が不明確である可能性があります．

■ 標的治療

　原因微生物の同定後に，目的菌に対して行う治療が標的治療です．菌名と薬剤感受性の判明後は，経験的治療から標的治療に変更します．一般に経験的治療から標的治療に移行する場合は広域抗菌薬から狭域抗菌薬に変更することが多く，このことを**デ・エスカレーション**といいます．デ・エスカレーションは重症度にかかわらず行い，感受性があればベンジルペニシリン（PCG）や第1世代セフェムも使用します．必ずしも経験的治療から標的治療という流れを踏襲する必要はありません．治療を待てる例や，感染性疾患か非感染性疾患か判断がつかない発熱，特に院内発症の発熱では，院内5大感染症を考慮し，fever work up（表1）を行い，原因微生物の判明後に標的治療を開始することもあります．

■ 予防的抗菌薬投与

　予防的抗菌薬が必要な状況は限定的です．一般に，**周術期の予防的抗菌薬，CD4＜200/μL の HIV 症例や高用量ステロイド・免疫抑制薬使用時の Pneumocystis pneumonia（ニューモシスチス肺炎）予防，曝露後予防，人工弁や感染性心内膜炎の既往歴がある症例の侵襲性の歯科処置時，開放骨折や手術適応の外傷時など**があります．周術期予防的抗菌薬は，WHO ガイドライン[1] では執刀前 60 分以内の投与（バンコマイシンやキノロン系では 120 分以内），術中追加投与は各薬剤の半減期の 2 倍，わが国のガイドライン[2] では出血量が 1,500 mL 以上の場合に投与，術後は心臓手術以外で 24 時間，心臓手術の場合は 48 時間までに終了が推奨されます．一方，術後発熱の持続や炎症反応の改善が乏しく，推奨時間を逸脱する症例も経験します．術後発熱の原因としては前述の院内 5 大感染症の他，薬剤熱や深部静脈血栓症等の非感染性疾患も多く，**漫然と抗菌薬投与を行うのではなく，原因検索を優先します．**

■ 先制攻撃的投与

　血液疾患患者例における抗真菌薬投与を実施する時に行われます．真菌検索目的で施行した血清学的検査で陽性所見がある場合に行い，陽性所見の確認前に始める経験的治療とは異なります．具体的には，持続する広域抗菌薬に不応性の発熱性好中球減少症（FN）に対して，肺異常影，アスペルギルスガラクトマンナン抗原（GM 抗原），β-D グルカンなどの検査所見が得られた場合です．注意点は，FN で真菌検索の検査所見が陽性になると，しばしば検査所見に対して治療が行われる点です．**抗菌薬でも抗真菌薬でも感染症診療の大原則に則り，まずは GM 抗原や β-D グルカン高値の原因を調べ，感染症診断名，原因微生物の同定に努める必要があります．**肺陰影があれば，血液培養，一般細菌や抗酸菌の喀痰培養等の微生物学的手法とともに，病理学的手法で形態や菌糸を確認するために，気管支鏡や CT ガイド下生検などでの検体採取を考慮すべきです．

表1　**院内 5 大感染症の fever work up の 1 例**

血液培養2セット ＋	肺　炎	胸部 X 線喀痰培養
	尿路感染症	尿定性/沈渣尿培養
	Clostridioides difficile 感染症	CD トキシン
	カテーテル関連血流感染症	カテーテル先端培養
	創部感染症	創部培養

1) WHO：Global Guidelines on The Prevention of Surgical Site Infection, https://apps.who.int/iris/bitstream/handle/10665/250680/9789241549882-eng.pdf?sequence=8

2) 日本化学療法学会/日本外科感染症学会：術後感染予防抗菌薬適正使用のための実践ガイドライン，2016.

③ 抗菌薬投与後にやるべきこと

■ 治療期間の設定

感染症にはおおよその推奨治療期間が設定されています．表2に一般的な治療期間の目安を示します．なかには，解熱やCRPの改善を指標にしている例も散見されますが，熱やCRPは個人の反応やタイミングで異なるため，改善 or 増悪傾向の判断に用い，値は参考程度にします．抗菌薬の長期投与はCDI発症，耐性菌誘導，肝・腎機能障害，入院日数延長と病院コストの増大などデメリットが多く，「念のため」や「なんとなく心配だから」の長期治療は，患者，病院双方にとって望ましくありません．一方，早くCRPが下がったからといって早期に抗菌薬を終了してしまい，再発する症例もあります．その場合，前回治療に使用していた抗菌薬に耐性を獲得し，より広域な抗菌薬を要する状況にもなりかねません．まずは推奨期間に準じて治療を行い，個々の症例に応じて延長・短縮するのがよいと考えられます．

■ 適切な治療効果判定と有害事象の確認

適切な治療効果判定は，治療が正しいかどうかを判断するために重要な作業です．臨床経過が芳しくない場合には，大原則の感染症診断名，原因微生物，治療のどれかが誤っており，再検討を要します．具体的な効果判定方法は，臓器特異的な所見を中心に行います．肺炎では，呼吸数増加，咳嗽と喀痰の増加，酸素飽和度（SpO_2）の低下，呼吸音異常などを認めることが多く，治療によりそれぞれの項目が改善傾向にあるかを確認します．血液検査や画像所見は，上記の臨床所見に比して遅く反応するため，注意が必要です．肺炎や尿路感染症では治療開始後72時間前後での判断が推奨されます．菌血症では血液培養の陰性化を要する場合があります．たとえば，*Staphylococcus aureus* や *Candida* 属によるカテーテル関連血流感染症では，カテーテル抜去後72時間経過時に持続的菌血症を認める場合には合併症検索が推奨されるため，血液培養の再検を要します．有害事象は抗菌薬により異なりますが，薬疹，悪心・嘔吐，下痢，腎機能障害，肝機能障害，血球減少，薬剤熱などはどの抗菌薬でも一般的にみられます．

■ 抗菌薬の適正化

経験的治療を開始した場合，感染症診断名と原因微生物の特定に至れば，抗菌薬の適正化を行います．適正化は，感染症診療の大原則と得られた薬剤感受

性を考慮して行います．デ・エスカレーションと称される抗菌薬の狭域化がメインになりますが，感受性結果の判断は MIC（最小発育阻止濃度，minimum inhibitory concentration）の値ではなく，ブレイクポイントを用いて判断します．詳細は次項（薬剤感受性検査，p.22～23）を参照ください．一般に，狭域な抗菌薬の方が有効性も高く，CDI 抑制，耐性菌抑制などに通じるため，積極的に行います．一方，スペクトラムの問題だけではなく，原因微生物の第一選択薬，感染臓器への移行性，肝・腎機能，選択する薬剤の有害事象にどの程度耐容できるか，治療が難渋した場合の代替薬，内服薬移行の考慮，他薬剤との相互作用などを含めて総合的な判断を必要とします．表3 に第一選択薬の例を示します．

表2 代表的な疾患と推奨治療期間の例

疾　患	治療期間
単純性腎盂腎炎	7～14 日
複雑性腎盂腎炎	14～21 日
肺　炎	*S. pneumoniae*（肺炎球菌）：解熱後 3 日（最低 5 日） *S. aureus*（黄色ブドウ球菌）：14 日以上 レジオネラ：7～14 日 *Pseudomonas aeruginosa*（緑膿菌）：10～14 日 その他の市中肺炎：最低 5 日かつ 2～3 日平熱が持続
CRBSI	感染したカテーテルの抜去＋ ・コアグラーゼ陰性ブドウ球菌（CNS）：5～7 日 ・*S. aureus*（黄色ブドウ球菌）：14～28 日 ・グラム陰性桿菌：14 日 ・*Candida* 属：血液培養陰性化から 14 日
CDI	10 日
胆管炎・胆嚢炎	感染源コントロール後 4～7 日

CRBSI：カテーテル関連血流感染症，CDI：*Clostridioides difficile* 感染症．

表3 代表的な細菌と第一選択薬の例

原因微生物	標的治療の第一選択薬
メチシリン感性黄色ブドウ球菌（MSSA）	CEZ
メチシリン耐性黄色ブドウ球菌（MRSA）	VCM をはじめとする抗 MRSA 薬
Enterococcus faecalis（腸球菌）	ABPC
Enterococcus faecium（腸球菌）	VCM
S. pyogenes（溶連菌）	PCG や ABPC
E. coli（大腸菌），*Klebsiella* 属，*Proteus* 属	感受性のある β-ラクタム系薬のうち最も狭域な抗菌薬
Serratia 属，*Citrobacter* 属，*Enterobacter* 属	感受性があれば第 3 世代セフェム，長期治療の場合は第 4 世代も考慮
P. aeruginosa（緑膿菌）	PIPC，CAZ，CFPM などの抗緑膿菌活性を有する薬剤から選択
Acinetobacter 属	SBT/ABPC，広域セフェム，カルバペネム系薬などから感受性を有する薬剤を選択

CEZ：セファゾリン，VCM：バンコマイシン，ABPC：アンピシリン，PCG：ベンジルペニシリン，PIPC：ピペラシリン，CAZ：セフタジジム，CFPM：セフェピム，SBT/ABPC：スルバクタム/アンピシリン．

① PK/PD

■ 薬物動態学（pharmacokinetics：PK）と薬力学（pharmacodynamics：PD）

　薬物動態学（PK）とは，生体内で薬物が処理される過程のことをいいます．薬の処理過程は剤形により若干異なりますが，一般に吸収（Absorption），分布（Distribution），代謝（Metabolism），排泄（Excretion）の4段階の消失過程に分けることができ，その頭文字をとりADME（アドメ）と称します．抗菌薬は感染部位で十分な抗菌活性が得られる目標濃度にすることで有効性を発揮します．また，組織移行すなわち感染部位への抗菌薬の移行性は，タンパクと結合していない遊離型薬物（フリー体）濃度に依存します．抗菌薬の有効性の指標であるPKパラメータには，最高血中濃度（C_{max}），血液－組織分布が平衡になった時点の濃度（C_{peak}），または血中濃度時間曲線下面積（AUC）などが用いられます（図1）．

　感染症治療における薬力学（PD）では，一般に有効性の指標として最小発育

図1　PK/PD パラメータ

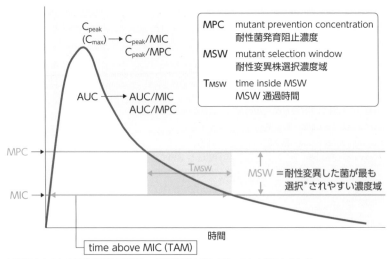

* 「選択される」とは感受性菌が死滅し，耐性菌だけが生き残ってしまうことをいう．

阻止濃度（minimum inhibitory concentration：MIC）が用いられ，耐性化の指標として耐性菌発育阻止濃度（mutant prevention concentration：MPC）が用いられます（図1）.

　PK/PD理論とは，前述した考え方を複合して評価することで，PKおよびPDをパラメータ化すなわち定量化して，その定量化された理論値を目標値以上に設定することで臨床効果（有効性や耐性化）を最大限に発揮するための考え方になります．有効性の指標として用いられる代表的なPK/PDパラメータは，C_{peak}（C_{max}）/MIC，%time above MIC（%TAM），AUC/MICであり，それぞれ薬剤によりパラメータや目標値が異なります（表1）.

■ 濃度依存型と時間依存型の抗菌薬

　抗菌薬は濃度依存型と時間依存型に大きく分類でき，各薬剤で移行性や病態を加味しながら投与方法を考慮する必要があります．濃度依存型の抗菌薬として，アミノグリコシド系薬やキノロン系薬があげられます．1回量や1日量を増量しC_{peak}（C_{max}）やAUCを上昇させることで，より効果が期待できます（表1）.　一方，時間依存型の抗菌薬にはβ-ラクタム系薬（カルバペネム系，セフェム系，ペニシリン系など）やマクロライド系薬があり，投与回数を増やすことでMIC以上の濃度が維持される時間の割合（%TAM）が上昇し，より効果が期待できます（表1）.

表1　抗菌薬のPK/PDパラメータの目標値

抗菌薬の種類	PK/PDパラメータ	一般的なPK/PDパラメータ目標値
ペニシリン系薬	%TAM	≧30%（増殖抑制作用） ≧40%（最大殺菌作用）
セフェム系薬		≧60〜70%（最大殺菌作用）
カルバペネム系薬		≧20〜30%（増殖抑制作用） ≧40〜50%（最大殺菌作用）
キノロン系薬	AUC/MIC	≧30（肺炎球菌） ≧100（ブドウ球菌，グラム陰性菌）
アミノグリコシド系薬	C_{peak}/MIC	≧8〜10
キノロン系薬		≧8〜10

%TAM：24時間のうちMIC以上の濃度を保てた時間の割合.
増殖抑制作用：治療後の菌数が治療開始時と同じ数値を示すパラメータの値.
最大殺菌作用：それ以上値が高くても菌数の減少に差が認められないパラメータの値であり，これらの目標値は感染症や菌の種類，宿主の状態，薬剤などにより異なる.

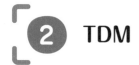

TDM

TDM とは英語で therapeutic drug monitoring, 日本語では治療薬物モニタリングと訳されます.

TDM は, 治療効果や副作用に関するさまざまな因子をモニタリングしながらそれぞれの患者に個別化した薬物投与設定を行うことで, 多くの場合が**血中濃度を測定し, 患者ごとに個別化した治療を行うもの**とされています[1].

■ 対象とする薬剤

すべての薬剤に TDM が必要なわけではありません. TDM の対象となる薬剤は, ①治療効果・副作用発現が関連している薬剤, ②治療域が狭く副作用を起こしやすい薬剤, ③薬剤の吸収・分布・代謝・排泄の個人差が大きい薬剤, ④濃度依存的に副作用が生じる薬剤などの限られた薬剤です. そのなかには, 抗てんかん薬, 免疫抑制薬などとともに抗菌薬が含まれています[2].

抗菌薬ではアミノグリコシド系薬〔アルベカシン (ABK), ゲンタマイシン (GM), アミカシン (AMK), トブラマイシン (TOB)〕, グリコペプチド系薬〔バンコマイシン (VCM), テイコプラニン (TEIC)〕, ボリコナゾール (VRCZ) が対象となります. これらの薬剤は, 日本化学療法学会と日本 TDM 学会が策定した「抗菌薬 TDM 臨床実践ガイドライン 2022」で目標血中濃度等が定められています (表2)[3]. これらの目標域で治療を行うことで, 有効性と安全性を保つことができます.

表2　TDM 対象抗菌薬の推奨する目標値

薬剤名	VCM	TEIC	ABK	AMK (1 日単回投与)	GM, TOB (1 日単回投与)	VRCZ
AUC (μg・h/mL)	400〜600					
ピーク値 (μg/mL)			≧15	MIC≦4：≧41〜49 MIC＝8：≧50〜60	MIC≦1：≧8〜10 MIC＝2：≧15〜20	
トラフ値 (μg/mL)		15〜30	<1〜2	<4	<1	1〜4

(抗菌薬 TDM 臨床実践ガイドライン 2022 より)

ピーク値 (C_{peak}) は点滴開始 1 時間後 (30 分で投与した場合, 終了 30 分後) に採血する.
トラフ値は投与前 30 分以内に採血する.
VCM：バンコマイシン, TEIC：テイコプラニン, ABK：アルベカシン, AMK：アミカシン, GM：ゲンタマイシン, TOB：トブラマイシン, VRCZ：ボリコナゾール.

　今回改訂された抗菌薬 TDM ガイドラインでは，バンコマイシンにおいて修正がなされ，バンコマイシンは血中濃度時間曲線下面積（AUC）を用いた評価を行う点が新しく盛り込まれています．詳細は最新のガイドラインを参照してください．

■ 診療報酬

　TDM の診療報酬として，**特定薬剤治療管理料**が算定できます．これは投与薬剤の血中濃度を測定し，その結果に基づき当該薬剤の計画的な治療管理を行った場合，月 1 回に限り算定できます．

■ 血中濃度測定のタイミング

　血中濃度測定は，各薬剤が定常状態に達したタイミングで行います．薬剤ごとのタイミングは「抗菌薬 TDM 臨床実践ガイドライン 2022」を参考にして下さい．血中濃度測定は医師が指示を出し，採血は主に看護師が行いますが，適切なタイミングで実施されないと TDM も実施できません．血中濃度測定では，トラフ値の採血は投与前 30 分以内に行います．さらにアミノグリコシド系薬ではピーク値として点滴開始 1 時間後に採血し，バンコマイシンでは AUC を求めるために点滴終了 1〜2 時間後にも採血を行います．採血ポイントは厳守が必要です．適切な TDM の推進のために，薬剤師だけでなく医師や看護師等と連携し，また教育を行うことが重要です．

　また，**TDM を実施するときには，血中濃度のみにとらわれず，患者さんの基礎疾患，感染症，重症度，併用薬剤，検査値，体重等多くの情報を的確に把握することで，患者個別化した治療を行うことができます**．

1）日本 TDM 学会ホームページ．https://jstdm.jp/
2）木村利美編著：図解 よくわかる TDM．第 3 版．じほう，2014.
3）日本化学療法学会ホームページ．http://www.chemotherapy.or.jp/

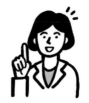

TDM を理解するためのポイント
・TDM の意味を理解する
・対象薬剤を知る
・血中濃度のみでなく，患者の病態等も把握する

③ 薬剤感受性検査

■ 薬剤感受性検査の目的

① 原因菌に対する治療のための抗菌薬の選択：組織移行性や常在菌に影響を及ぼさずに原因菌のみを標的とするような狭域抗菌薬を選択します．

② 薬剤耐性菌の検出：感染対策上重要となる薬剤耐性菌を検出します．

③ アンチバイオグラムの作成：自施設での菌種別のそれぞれの薬剤に対する感性率を把握します．

④ 全国的なサーベイランス〔JANIS（厚生労働省院内感染対策サーベイランス）など〕への参加：サーベイランスに参加し，全国と自施設との感受性データを比較します．

■ 薬剤感受性検査の方法と結果の解釈

　薬剤感受性検査の方法には①ディスク拡散法，②E テスト，③寒天平板希釈法，④微量液体希釈法などがあります．このうち一般的に行われている方法は，自動機器による測定が可能な微量液体希釈法です．そこで，微量液体希釈法を用いて，結果の解釈を説明します．

① 結果の解釈：薬剤感受性結果の解釈を表 3 に示します．薬剤感受性結果は菌種と最小発育阻止濃度（MIC）の組み合わせにより susceptible：感性（S），susceptible dose dependent：用量依存的感性（SDD），intermediate：中間（I），resistant：耐性（R）の 4 つのカテゴリーを決定します．このうち SDD は，腸内細菌目細菌に対するセフェピム（CFPM）と酵母に対するフルコナゾール（FLCZ）とイトラコナゾール（ITCZ）のみに設定されています．それぞれのカテゴリーを決めるための MIC 値をブレイクポイントといいます．

表 3　薬剤感受性結果の解釈

S（感性）	治療による臨床効果が期待できる
SDD（用量依存的感性）	S を保証する投与量よりも多い用法・用量の許容が認められる場合に臨床効果が得られる
I（中間）	臨床効果が S より低いが抗菌薬が生理的に濃縮される場合（尿中のキノロン系薬や β-ラクタム系薬）や大量投与が可能な抗菌薬（β-ラクタム系薬等）は使用できる可能性がある
R（耐性）	治療による臨床効果が期待できない

ブレイクポイントは米国臨床検査標準協議会（CLSI）と欧州抗微生物薬感受性試験委員会（EUCAST）が主な国際標準機関として設定しており，わが国は CLSI の基準に準拠しています．表 4 に CLSI で設定されている腸内細菌目のアンピシリン（ABPC）とピペラシリン（PIPC）のブレイクポイントを示します．腸内細菌目である *Escherichia coli*（大腸菌）と同定された場合，アンピシリンの MIC 値が ≧32 µg/mL であったときは R と判定し，ピペラシリンが 64 µg/mL であったときは I と判定しなさいという基準であり，菌種によってこのカテゴリーは異なっています．

② MIC 値の測定：図 2 に 96 穴のマイクロプレートを用いた微量液体希釈法による *Pseudomonas aeruginosa*（緑膿菌）のゲンタマイシン（GM）に対する MIC 値を示します．各ウェル（穴）には通常 2 倍希釈になるように抗菌薬が Mueller-Hinton broth という液体培地に添加されており，そこに $5×10^5$ CFU（colony-forming unit）/mL の濃度となるように菌液を接種します．そして決められた条件下（*P. aeruginosa* であれば 35℃±2℃，好気的に 16〜20 時間）で培養後，*P. aeruginosa* の発育がみられない（図で濁りのみられないところ）最小抗菌薬濃度を MIC 値として判定します．よって図では 4 µg/mL が MIC 値となります．

表 4　**腸内細菌目のブレイクポイント**

抗菌薬	MIC 値（µg/mL）によるカテゴリー			
	S	SDD	I	R
アンピシリン（ABPC）	≦8	—	16	≧32
ピペラシリン（PIPC）	≦16	—	32〜64	≧128

図 2　**MIC 値の測定**

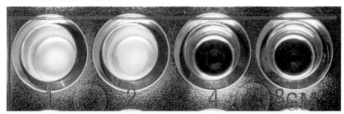

ゲンタマイシン（GM）の MIC 値は 4 µg/mL.

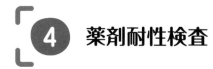

4　薬剤耐性検査

　薬剤耐性検査は，一般細菌や真菌，抗酸菌が耐性菌かどうかを確認する検査です．耐性菌といってもすべての薬剤に対して検査を網羅的に行うものではなく，治療をする上で必要とされる情報をより多く収集するために，**主に第一選択薬を中心に耐性を確認します**．

　薬剤耐性検査には，培地上の発育性で確認するスクリーニング検査，微生物と抗菌薬を直接作用させて確認する表現型（phenotype）検査，耐性遺伝子を検出する遺伝子（genotype）検査の3つがあります（図3）．さまざまな薬剤耐性検査を利用することで，早期に抗菌薬適正使用へつなげることが可能です．

図3　各種薬剤耐性検査の手順とその特徴

スクリーニング検査

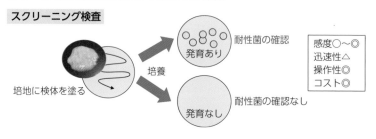

表現型（phenotype）検査

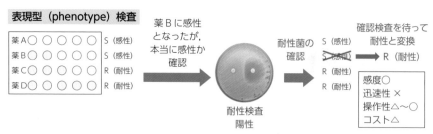

遺伝子（genotype）検査

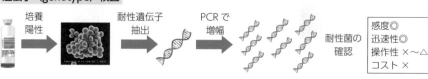

■ 耐性菌のスクリーニング検査

　主に院内感染を起こす細菌を中心に，培地を用いて行うスクリーニング検査です．目的の耐性菌に対する指標薬（スクリーニング薬）を培地に入れて選択分離を行います．発育すると耐性菌の可能性が高いことを示します．

① MRSA スクリーニング検査（採用している施設：多）：スクリーニングの指標薬として主にセフォキシチン（CFX）を使用します．CFX 耐性であれば MRSA（メチシリン耐性黄色ブドウ球菌）のほかに MRCNS（メチシリン耐性コアグラーゼ陰性ブドウ球菌）も発育するので，培地上では *Staphylococcus aureus*（黄色ブドウ球菌）の確認ができるようになっています（図4）．主に鼻腔ぬぐい液や喀痰などの材料を直接分離培養します．検査の感度が良好であり，色調変化で確認するため初心者でも判断可能です．

② ESBL（基質拡張型 β-ラクタマーゼ）スクリーニング検査（採用している施設：少～中）：セフポドキシム（CPDX）などの第3世代セフェムを指標薬として使用しているものが多いですが，MRSA スクリーニング培地と同様に，合成基質を利用した培地やマッコンキー寒天培地をベースにした培地などが市販されています．

③ その他スクリーニング検査（採用している施設：少）：CRE（カルバペネム耐性腸内細菌目細菌）や MDRP（多剤耐性緑膿菌）の検出を目的とした培地があります．CRE を検出目的としたスクリーニング培地は，MRSA スクリーニング培地より検査の感度が低いものが多いです．

図4　MRSA スクリーニング培地に発育した MRSA	**図5　ニトロセフィン法による β-ラクタマーゼの確認**

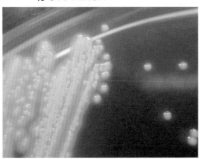

MRSA であれば，卵黄反応で黄色く周囲がボヤけたようなコロニーを形成する．

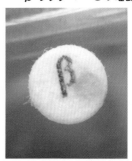

S. aureus を直接検査用の濾紙に塗布し，赤紫色に変化すると陽性（産生）と判断し，ペニシリン系薬は耐性と判定する．

■ 表現型（phenotype）検査

① β-ラクタマーゼ確認検査（採用している施設：多）

- 色調変化で確認する方法：ニトロセフィン法やアシドメトリー法といった，濾紙を用いてコロニーから菌を直接作用させて色調変化を確認することでβ-ラクタマーゼの有無を確認する検査です（図5）．迅速性はありますが，感度は比較的低い検査です．

- 薬剤感受性を応用した検査：ベンジルペニシリン（PCG）感性である *S. aureus* のβ-ラクタマーゼ産生性について，ディスク拡散法を利用して確認する方法です．ペニシリン系薬を長期に使用した場合には耐性化するため確認が必要です．ゾーンエッジ法やクローバーリーフ法があります．

② マクロライド誘導耐性確認検査（採用している施設："多"）：*S. aureus* や溶連菌（*Streptococcus pyogenes*）が原因菌で患者がペニシリンアレルギーの場合には，第二選択薬のマクロライド系薬やクリンダマイシン（CLDM）が投与対象となります．特にクリンダマイシンは，単独で感受性検査を行った場合に偽感性となることがあるので，この検査を行い耐性菌かどうかの判断を行います．自動機器を使用して感受性検査を実施している施設では，自動的にこの判定ができるようにシステム化されています．

■ 遺伝子（genotype）検査

　主に標的となる耐性遺伝子を検出することを目的として実施する検査です．高価ですが迅速性や検査感度はスクリーニングや表現型と比べて高いため，すぐに抗菌薬の選択が可能な場合があります．また，微生物同定の結果と合わせて確認する必要があります．しかし，複数の微生物が混在する場合は偽陽性となり，標的となる遺伝子型と少しでも異なれば検出できません．また，遺伝子があっても発現していないこともあり，感受性結果に反映されない場合もあります．現在では一部キット化されて販売されています．

① グラム陽性球菌

- *mecA* 遺伝子の検査（採用している施設："少"）：*mecA* 遺伝子というMRSAとなるペニシリン結合タンパク（PBP）の変異を起こす遺伝子を検出する検査です．*S. aureus* が単一で検出され *mecA* 遺伝子が陽性であればMRSAと判断することができます．最近では血液培養陽性後にすぐに検査を行って，β-ラクタム系薬で治療するのかバンコマイシン（VCM）などの抗MRSA薬で治療するのかを早期に確認する目的で活用されています．

② グラム陰性桿菌（採用している施設："極少"）：ESBL産生菌やCPE（カル

バペネマーゼ産生腸内細菌目細菌）の各種耐性遺伝子を多項目で検出できる検査試薬が市販され，一部では保険診療が認められているものがあります．

・ESBL 産生菌：SHV 型，TEM 型および CTX-M 型を区別することができます．同定結果とあわせて確認し，耐性菌の判定を行います．

・CPE：日本に多い IMP 型，海外に多い NDM 型，VIM 型などのメタロ β-ラクタマーゼ（MBL）産生菌をはじめ，KPC 型や OXA 型といった MBL 産生菌以外の CPE の検出ができます．CPE の遺伝子型はスクリーニング検査や表現型検査では判断に迷うことがありますが，遺伝子検査では明確になります．

■ その他の薬剤耐性検査

　CPE や MDRP（多剤耐性緑膿菌）では，コロニーから β-ラクタマーゼを抽出してイムノクロマト法により耐性菌の確認を行う検査があります．検査結果判定は早いですが保険適用外の検査です．

⑤ アンチバイオグラム

■ アンチバイオグラムとは

　アンチバイオグラムは，分離された微生物（菌種）ごとの各種抗菌薬への感性率（薬剤感受性結果の"S"の割合）を集計し，表にしたものです（図6）．アンチバイオグラムは施設ごとに異なるため，かならず自施設のアンチバイオグラムを作成し利用することが必要です．

■ アンチバイオグラムの作成

　国内には標準的な作成法を示すガイドラインはなく，2019年3月に感染症教育コンソーシアムアンチバイオグラム作成ガイドライン作成チームから「アンチバイオグラム作成ガイドライン」が示されました[1]．ガイドラインの「作

図6　アンチバイオグラム（例）

（イロの数字は感受性80％未満；経験的治療には使用できない）

腸内細菌 (%)

菌名	菌株数	ABPC	SBT/ABPC	TAZ/PIPC	CEZ	CAZ	CTRX	CFPM	CMZ	MEPM	AZT	GM	AMK	FOM	LVFX
C.freundii	45	0	0	84	0	76	73	98	0	98	78	98	100	98	89
E.aerogenes	54	0	0	89	0	80	78	100	0	100	83	100	100	20	96
E.cloacae	65	0	0	72	0	72	57	88	0	98	68	100	100	15	92
E.coli	363	46	48	97	72	82	82	84	100	100	83	87	99	92	69
K.oxytoca	80	0	70	95	54	98	94	98	100	100	91	100	100	24	100
K.pneumoniae	170	0	82	99	91	92	92	92	100	100	92	97	100	19	96
S.marcescens	29	0	0	93	0	100	83	100	0	100	100	100	100	45	93

ブドウ糖非発酵グラム陰性桿菌 (%)

菌名	菌株数	PIPC	SBT/CPZ	TAZ/PIPC	CAZ	CFPM	CZOP	IPM	MEPM	AZT	GM	TOB	AMK	MINO	FOM	CPFX	LVFX	ST
Acinetobacter属	45	60	100	—	91	87	91	—	100	—	93	100	100	100	—	87	89	93
P.aeruginosa	230	88	87	91	92	90	94	90	93	82	89	99	97	—	5	92	90	—
S.maltophilia	50	—	—	—	22	8	—	—	—	—	—	—	100	—	—	84	98

ブドウ球菌 (%)

菌名	菌株数	MPIPC	ABPC	CEZ	IPM	GM	ABK	EM	CLDM	MINO	VCM	TEIC	LVFX	ST	RFP	LZD	DAP
S.aureus	594	100	46	100	100	78	100	66	67	99	100	100	89	99	99	100	100
S.aureus (MRSA)	177	0	0	0	0	53	99	28	45	76	100	100	37	100	96	100	100
S.epidermidis	129	21	10	21	21	47	—	42	55	98	100	98	38	76	93	100	100

腸球菌 (%)

菌名	菌株数	ABPC	IPM	MINO	VCM	TEIC	LVFX	RFP	LZD
E.faecalis	215	100	100	29	100	100	94	50	100
E.faecium	86	16	—	45	100	100	12	2	100

図7 微生物検査の流れ

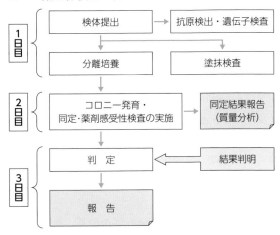

成に関する推奨事項」を参考にすると，感染症治療に有用なアンチバイオグラムを作成することが可能です．

■ 活用法

① 経験的治療（empiric therapy）：感染症治療において適切な抗菌薬を選択するには，薬剤感受性検査結果が必要です．しかし，図7に示すように薬剤感受性結果が判明するまでには3日以上を要します．そのため，多くの場合には薬剤感受性結果を待つことなく経験的治療として抗菌薬が選択・投与され，治療が開始されます．グラム染色所見などの微生物検査情報から原因菌を推定し，その原因菌に有効な抗菌薬を選択をするために，アンチバイオグラムは有用な情報となります．**経験的治療においては，一般的に最低80％の感性率が必要とされています**[1]．

② 他施設データとの比較：他施設やJANIS（厚生労働省院内感染対策サーベイランス）データと比較することで，自施設の抗菌薬の適正使用を評価することができます．また，薬剤感受性検査の精度管理としての利用も可能です．ただし，データを比較するにはアンチバイオグラムを同一の方法で作成することが必要となります．

1) http://amr.ncgm.go.jp/pdf/201904_antibaiogram_guideline.pdf

⑥ サーベイランス

■ サーベイランスとは

サーベイランス（surveillance）とは，広義には広く見渡すことです．感染症分野のサーベイランスは，患者発生動向，病原菌検出動向などを継続的に監視することによって，必要なデータを系統的に収集，分析，解釈，そして還元します．この一連のデータは，感染症の予防，診断，治療方針の立案，施行，評価のための情報として重要です．

■ サーベイランスの目的

感染症に関連する状況を把握し，感染対策の改善，そして，最終的に医療関連感染を減少させることを目的とします．自施設の状況を把握することは，アウトブレイク早期発見，対策介入の評価の基礎となります．状況の改善につながらないサーベイランスは，無駄な労力として中止することが大切です．

サーベイランスは院内感染 PDCA の一角として，改善を積み重ね，その向上を目指します．院内感染 PDCA とサーベイランス対象範囲は図8のように分類することができます．実施する内容により対象範囲は自施設，地域，日本国内，国レベルと広がっていきます．状況を把握し比較・評価する（Check），問題点を洗い出す（Action），そして，さらなる対策・立案（Plan）へとつなげます．施設の規模，特徴により異なりますが，施設内サーベイランスの具体例を表5

図8 院内感染 PDCA とサーベイランス対象範囲

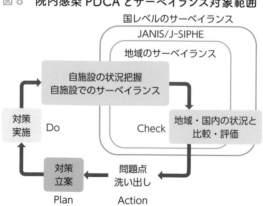

に示します．

■ サーベイランスの種類と特徴

　サーベイランスの種類は，包括的サーベイランスとターゲットサーベイランスに分けられます．それぞれに特徴がありますが，近年では費用対効果に優れているとされる後者を実施する施設が多いようです．

① **包括的サーベイランス**：病院全体および病原体を対象とします．一般にマンパワーを要することが欠点といわれますが，近年では関連システムの進歩により，その労力は軽減されています．病院や部門単位で全体を把握することができ，さらに経時的にサーベイランスを行うことでアウトブレイクを早期に発見することが可能です．

② **ターゲットサーベイランス**：具体的な項目を決め集中的（期間限定）にサーベイランスを行います．集中治療室や NICU などの特定病棟，医療行為・医療機器・デバイス関連感染，手術部位感染，薬剤耐性菌など，ターゲットを絞り込みそれぞれについて感染率を求めます．しかし，対象でないところの集団感染を感知できないという弱点があります．

表5　施設内サーベイランスの具体例

病院（施設）感染レポート	血液培養陽性リスト，耐性菌検出患者リスト，新規・継続検出患者リスト，感染・保菌患者リスト，抗酸菌検出患者リスト，材料別菌種分離頻度，入外別菌検出状況，病棟別菌検出状況，菌種別薬剤感受性率，累積MIC 率
警報的感染レポート	①特に重要と思われる微生物（まれな耐性菌，法的に指定された微生物，感染・伝播性の強い微生物など）の検出 ・流行性ウイルス疾患（インフルエンザ，麻疹，水痘，風疹） ・感染性胃腸炎（ノロウイルス，ロタウイルス） ・流行性角結膜炎（アデノウイルス） ②接触感染起因細菌（MRSA, MDRP, MDRA, ESBL 産生菌, CRE, CDなど）

MRSA：メチシリン耐性黄色ブドウ球菌，MDRP：多剤耐性緑膿菌，MDRA：多剤耐性アシネトバクター，ESBL 産生菌：基質拡張型β-ラクタマーゼ産生菌，CRE：カルバペネム耐性腸内細菌目細菌，CD：*Clostridioides difficile*.

① 呼吸器感染症
1. 上気道感染症, 気管支炎, COPD

❗ 特徴

- 呼吸器感染症は上気道, 下気道, 肺胞, 胸腔の各部位で起きる感染症の総称である.
- 急性上気道・下気道感染症の原因はウイルスが多い（ウイルスが原因の場合, 抗菌薬は不要）.
- 慢性下気道感染症（COPD を含む）増悪の原因は細菌も考慮する.
- 抗菌薬の適応となる場面は少なく, 必要な人に適切に処方する.

🔬 診断

- 基本的には症状（鼻・喉・咳症状の程度）と診察で診断する.
- 鼻症状メインで 10 日以上持続時や 2 峰性に悪化する場合は細菌性副鼻腔炎を疑う.
- 喉症状メインで発熱, 咳なし, リンパ節腫大（Center 基準）のうち 2 つ以上満たす場合は A 群溶連菌の迅速検査ないし培養検査を行う.
- 咳症状メインでバイタルサイン・聴診所見の異常がなければ急性気管支炎として対応する.
- 慢性下気道感染症例で気道症状が増悪する場合は喀痰グラム染色・培養を行う.

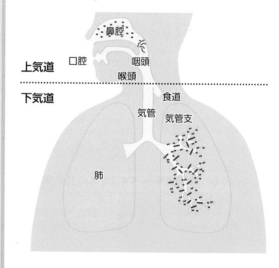

上気道感染症・下気道感染症とは？

■ 上気道炎と下気道炎の分類

感染部位	疾患
上気道	急性上気道感染症（感冒, 急性咽頭炎, 急性鼻副鼻腔炎）
下気道	急性下気道感染症（急性気管支炎） 慢性下気道感染症〔慢性閉塞性肺疾患(COPD), 気管支拡張症, びまん性汎細気管支炎など〕
肺胞	肺炎, 肺化膿症, 肺結核など

■ COPD 増悪時の原因菌

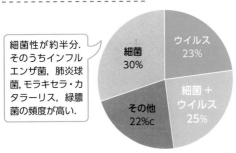

細菌性が約半分.
そのうちインフル
エンザ菌, 肺炎球
菌, モラキセラ・カ
タラーリス, 緑膿
菌の頻度が高い.

細菌
30%

ウイルス
23%

細菌＋
ウイルス
25%

その他
22%c

(Eur Respir J, 29：1224-1238, 2007 より)

■ 急性気道感染症の診断と治療の考え方

病型	鼻汁・鼻閉	咽頭痛	咳・痰	抗菌薬の適応
感冒	△	△	△	なし
急性鼻副鼻腔炎	◎	×	×	中等症以上のみ
急性咽頭炎	×	◎	×	A群溶連菌陽性時のみ
急性気管支炎	×	×	◎	百日咳のみ適応

鼻・咽頭・咳症状が同様であれば感冒をまず疑う.
（厚生労働省：抗微生物薬適正使用の手引き 第一版. 2017）

処方例　急性鼻副鼻腔炎の場合

中等症〜重症では肺炎球菌, インフルエン
ザ菌をターゲットに治療を行う.

第一選択
- アモキシシリン (AMPC) 1 回 500 mg
  1 日 3 回 5 日間　経口

第二選択
- クラブラン酸/アモキシシリン（CVA/
  AMPC：125/250 mg）1 回 1 錠　1 日
  3 回＋AMPC　1 回 1 錠 1 日 3 回　5
  日間　経口
- レボフロキサシン (LVFX) 1 回 500 mg
  1 日 1 回 5 日間　経口
- ラスクフロキサシン (LSFX) 1 回 75 mg
  1 日 1 回 5 日間　経口

処方例　急性咽頭炎の場合

A 群溶連菌が検出された場合に抗菌薬の適応

第一選択
- アモキシシリン (AMPC) 1 回 500 mg
  1 日 3 回 10 日間　経口

第二選択
- セファレキシン (CEX) 1 回 500 mg
  1 日 3 回 10 日間　経口

処方例　急性気管支炎の場合

百日咳の診断時に抗菌薬の適応

第一選択
- エリスロマイシン (EM) 1 回 400 mg
  1 日 3 回 14 日間　経口
- クラリスロマイシン (CAM) 1 回 200 mg
  1 日 2 回 7 日間　経口
- アジスロマイシン (AZM) 1 回 500 mg
  1 日 1 回 3 日間　経口

処方例　COPD 増悪時

外来時

第一選択
- レボフロキサシン (LVFX) 1 回 500 mg
  1 日 1 回 5-7 日間　経口

第二選択
- クラブラン酸/アモキシシリン（CVA/
  AMPC：125/250 mg）1 回 1 錠　1
  日 3 回＋AMPC　1 回 1 錠 1 日 3 回
  5-7 日間　経口
- アジスロマイシン (AZM) 1 回 500 mg
  1 日 1 回 3 日間　経口

入院時 菌種判明後は狭域化 (デ・エスカレーション) する.

第一選択
- セフトリアキソン (CTRX)　1 回 2 g
  1 日 1 回　点滴静注
- スルバクタム/アンピシリン (SBT/ABPC)
  1 回 3 g　1 日 3-4 回　点滴静注

第二選択（緑膿菌考慮時）
- セフェピム (CFPM) 1 回 2 g　1 日 2
  回　点滴静注

① 呼吸器感染症
2. 肺炎

❗ 特徴

- 死因の第 5 位であるが，誤嚥性肺炎を含めれば 3 位となる．
- 高齢者の死亡率が高い．
- 咳症状に加えてバイタルサインの異常（38 度以上の発熱，脈拍 100 回以上，呼吸数 24 回以上）や胸部聴診所見の異常を認める場合に疑う．
- 患者背景，発生場所，曝露歴，発症様式などにより，想定する微生物が異なる．

🔬 診断

- 喀痰グラム染色と培養検査は必須．膿性成分の多い検体の提出を心がける．
- 結核の鑑別に喀痰抗酸菌検査を行う．
- 尿中抗原（肺炎球菌，レジオネラ）は迅速かつ簡便な検査である．
- 入院症例では血液培養を採取する．
- 胸部 X 線は必要だが，胸部 CT はルーチンでは不要．胸部 X 線ではっきりしない場合や他疾患を考慮する場合に行う．

肺炎とは？

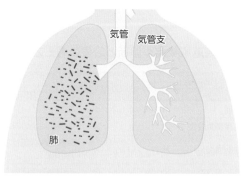

気管　気管支

肺

病原体が肺内で増殖し，炎症を認める疾患

■ 肺炎の分類

市中肺炎（CAP：community-acquired pneumonia）	院外で日常生活をしている人に起こる肺炎
医療・介護関連肺炎（NHCAP：nursing and healthcare-associated pneumonia）	以下の一つを満たす患者 ・療養型病床入院もしくは介護施設に入所 ・90 日以内に病院を退院 ・介護を必要とする高齢者，身体障害者 ・通院にて継続的に血管内治療
院内肺炎（HAP：hospital-acquired pneumonia）	入院 48 時間以降に発症した肺炎

■市中肺炎の主な原因菌

病原微生物	割合（％）
肺炎球菌	18.8
インフルエンザ菌	7.6
黄色ブドウ球菌	4.2
クレブシエラ属	3.0
肺炎クラミジア	2.8
マイコプラズマ	2.7
緑膿菌	2.3
モラキセラ・カタラーリス	1.9
大腸菌	1.1
レジオネラ	1.0

（国内の 9 報，3,077 例をまとめたもの）
（日本呼吸器学会：成人肺炎診療ガイドライン 2017 より）

■ 医療・介護関連肺炎の主な原因菌

病原微生物	割合（％）
肺炎球菌	17.3
黄色ブドウ球菌	14.5
MSSA	5.5
MRSA	9.0
口腔内レンサ球菌	5.1
ヘモフィルス属	7.6
モラキセラ・カタラーリス	2.4
クレブシエラ属	8.8
緑膿菌	8.0
大腸菌	2.4
肺炎クラミドフィラ	4.2

（国内の 11 報，2,678 例をまとめたもの）
（日本呼吸器学会：成人肺炎診療ガイドライン 2017 より）
MSSA：メチシリン感性黄色ブドウ球菌，
MRSA：メチシリン耐性黄色ブドウ球菌.

市中肺炎では肺炎球菌やインフルエンザ菌の頻度が高く，院内肺炎では MRSA や緑膿菌など耐性菌の頻度が高くなる．医療・介護関連肺炎はその中間であり，口腔内常在菌の頻度が高い．

■ 院内肺炎の主な原因菌

病原微生物	割合（％）
MRSA	17.5
緑膿菌	13.9
肺炎球菌	7.7
MSSA	6.5
肺炎桿菌	5.4
インフルエンザ菌	4.5
ステノトロフォモナス・マルトフィリア	4.2
アシネトバクター	4.1
セラチア・マルセッセンス	3.0
エンテロコッカス・フェカーリス	1.7

（国内の 5 報，1,632 例をまとめたもの）
（日本呼吸器学会：成人肺炎診療ガイドライン 2017 より）

市中肺炎の場合

- 敗血症の有無と重症度の評価を行い，軽症〜中等症までは細菌性肺炎とマイコプラズマを筆頭とした非定型肺炎を鑑別して治療する．
- 重症例ではレジオネラを考慮し，β-ラクタム系薬＋マクロライド系薬 or キノロン系薬を併用する．
- キノロン系薬を使用する前には，結核否定のため必ず抗酸菌検査を行う．

処方例　軽症（外来治療）細菌性肺炎疑いの場合

第一選択
- クラブラン酸/アモキシシリン（CVA/AMPC：125/250mg）　1回1錠　1日3回＋AMPC　1回1錠　1日3回

第二選択（免疫抑制状態，非定型肺炎と鑑別困難な場合）
- レボフロキサシン（LVFX）　1回500mg　1日1回　内服
- ラスクフロキサシン（LSFX）　1回75mg　1日1回7日間　経口

処方例　軽症（外来治療）非定型肺炎疑いの場合

第一選択
- アジスロマイシン（AZM）　1回500mg　1日1回3日間　経口
- ミノサイクリン（MINO）　1回100mg　1日2回　経口

第二選択
- レボフロキサシン（LVFX）　1回500mg　1日1回　経口
- ラスクフロキサシン（LSFX）　1回75mg　1日1回7日間　経口

処方例　中等症（一般病棟入院）細菌性肺炎疑いの場合

第一選択
- スルバクタム/アンピシリン（SBT/ABPC）　1回3g　1日3-4回　点滴静注
- セフトリアキソン（CTRX）　1回2g　1日1回　点滴静注

第二選択（免疫抑制状態，非定型肺炎と鑑別困難な場合）
- レボフロキサシン（LVFX）　1回500mg　1日1回　点滴静注

処方例　中等症（一般病棟入院）非定型肺炎疑いの場合

第一選択
- ミノサイクリン（MINO）　1回100mg　1日2回　点滴静注
- アジスロマイシン（AZM）　1回500mg　1日1回　点滴静注

第二選択
- レボフロキサシン（LVFX）　1回500mg　1日1回　点滴静注

処方例　重症（集中治療必要例）

第一選択
- セフトリアキソン（CTRX）　1回2g　1日1回＋アジスロマイシン（AZM）　1回500mg　1日1回　点滴静注
- セフトリアキソン（CTRX）　1回2g　1日1回＋レボフロキサシン（LVFX）　1回500mg　1日1回　点滴静注

第二選択
- タゾバクタム/ピペラシリン（TAZ/PIPC）　1回4.5g　1日4回＋アジスロマイシン（AZM）　1回500mg　1日1回　点滴静注

医療・介護関連肺炎，院内肺炎の場合

- 患者背景を考慮し，繰り返す誤嚥，終末期や老衰の状態の場合は緩和を主体とした方針も考慮される．
- 重症度と耐性菌リスクを考慮し，治療を選択する．

処方例　誤嚥性肺炎の場合

第一選択
- スルバクタム/アンピシリン(SBT/ABPC)
  1回3g　1日3-4回　点滴静注

処方例　重症度が低い，かつ耐性菌リスクなしの場合

効果がなく，耐性菌検出時は広域化（エスカレーション）する．
第一選択
- スルバクタム/アンピシリン（SBT/ABPC）　1回3g　1日3-4回　点滴静注
- セフトリアキソン（CTRX）
  1回2g　1日1回　点滴静注

第二選択
- レボフロキサシン（LVFX）
  1回500mg　1日1回　点滴静注

処方例　重症度が高い，または耐性菌リスクありの場合

菌種判明後は狭域化（デ・エスカレーション）する．
第一選択
- タゾバクタム/ピペラシリン（TAZ/PIPC）
  1回4.5g　1日4回　点滴静注
- セフェピム（CFPM）　1回2g　1日2回±クリンダマイシン（CLDM）
  1回600mg　1日3-4回　点滴静注

第二選択
- メロペネム（MEPM）　1回1g
  1日3回　点滴静注

処方例　重症度が高い，かつ耐性菌リスクありの場合

上記に以下のいずれかを併用する．
菌種判明後は狭域化（デ・エスカレーション）する．
第一選択
- レボフロキサシン（LVFX）
  1回500mg　1日1回　点滴静注

第二選択
- ゲンタマイシン（GM）
  1回5mg/kg　1日1回　点滴静注
- アミカシン（AMK）
  1回15mg/kg　1日1回　点滴静注

② 尿路感染症

❗ 特徴

- 日本女性の4人に1人は30歳までに尿路感染症に罹患.
- 膀胱炎は排尿痛,頻尿,尿混濁,残尿感はあるが,発熱は認めない.
- 腎盂腎炎は腎実質の感染であり,発熱(高熱),悪寒戦慄,腰背部痛,肋骨脊柱角(costovertebral angle:CVA)の叩打痛を認める.
- 尿路系の基礎疾患の有無により単純性と複雑性に分かれる.
- 尿道カテーテルを留置して3週間経過すると尿路感染をほぼ100%発症.

🔬 診断

- 中間尿を採取する(常在菌の汚染防止).
- 検体採取後なるべく早く検査を行う.
- 定量培養で 10^5 CFU/mL 以上が有意.
- 単純性膀胱炎の大半は大腸菌で,培養検査は通常,行わない.

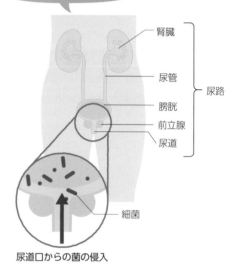

尿路感染症とは？

- 腎臓
- 尿管
- 膀胱
- 前立腺
- 尿道

尿路

- 細菌

尿道口からの菌の侵入

■ 主な尿路感染症

上部尿路感染症

腎盂腎炎(pyelonephritis)
腎膿瘍(renal abscess)

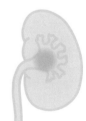

下部尿路感染症

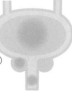

膀胱炎(cystitis)
前立腺炎(prostatitis)
尿道炎(urethritis)

■ 複雑性尿路感染症の原因菌

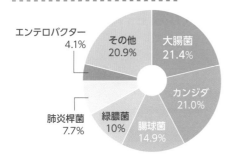

（全米医療安全ネットワークに対する病院報告を参照）

入院中の患者においては，特にカテーテル留置による複雑性尿路感染に注意．複雑性では耐性菌としてESBL産生菌やキノロン耐性菌のリスクが高く，緑膿菌も頻度が高い．MRSAによる感染はまれである．

■ 単純性尿路感染症の原因菌

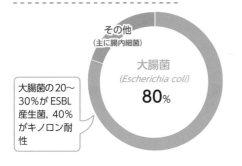

大腸菌の20～30%がESBL産生菌，40%がキノロン耐性

■ 治療対象による単純性尿路感染症の分類

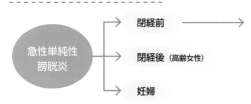

閉経後（高齢女性）の膀胱炎ではESBL感染のリスクをさらに考慮する．妊婦は再発率が高いが副作用を考慮してキノロン系薬は使用しない．

処方例 複雑性腎盂腎炎の場合

第一選択
- セフトリアキソン（CTRX）　1回1-2g
  1日1-2回　点滴静注
- セフタジジム（CAZ）　1回1-2g
  1日3回（最大4g/日）　点滴静注
- タゾバクタム/ピペラシリン（TAZ/PIPC）1回4.5g　1日3回　点滴静注

第二選択（耐性菌を考慮）
- アミカシン（AMK）　1回200mg
  1日1回　点滴静注あるいは筋注
- パズフロキサシン（PZFX）
  1回1,000mg　1日2回　点滴静注
- セフェピム（CFPM）　1回1-2g
  1日3回　点滴静注
- タゾバクタム/セフトロザン（TAZ/CTLZ）
  1回3g　1日3回　点滴静注
- メロペネム（MEPM）　1回0.5-1g
  1日3回　点滴静注
- ドリペネム（DRPM）　1回0.5g
  1日2-3回　点滴静注
＊真菌を考慮する場合はフルコナゾール（FLCZ）などを用いる．

処方例 閉経前の単純性膀胱炎の場合

第一選択
- レボフロキサシン（LVFX）
  1回500mg　1日1回3日間　経口
- シプロフロキサシン（CPFX）
  1回200mg　1日2-3回3日間　経口

第二選択
- セファクロル（CCL）　1回250mg
  1日3回7日間　経口
- ホスホマイシン（FOM）　1回1g
  1日3回2日間　経口
- ファロペネム（FRPM）　1回200mg
  1日3回7日間　経口

③ 消化器感染症（腸管感染症）

❗ 特徴

- 腸管感染症の原因微生物としてはウイルス，細菌，寄生虫などがある．
- まずは脱水や重症度の評価が重要．
- 嘔吐や水様下痢が主体の小腸型と発熱や血便が主体の大腸型に分かれる．
- 大腸型の一部，重症度が高い症例が抗菌薬の適応である．

🔬 診断

- 発症時期，食歴，渡航歴などが原因微生物を推定する上で重要．
- 抗菌薬を投与する場合には投与前に便培養を行う．
- 重症例では血液培養も行う．
- カンピロバクターでは便のグラム染色にて螺旋状の陰性菌がみられる．

消化器感染症
（腸管感染症）とは？

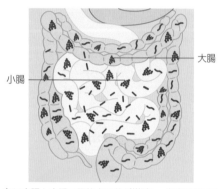

大腸

小腸

主に小腸と大腸の腸管内で菌が増殖し，炎症を起こす

■ 腸管感染症の原因微生物

原因菌としてはウイルス性と細菌性が多くを占める．その次が寄生虫である．

アニサキス 2.6%
その他の病原性大腸菌 2.9%
その他 11.0%
ブドウ球菌 3.0%
サルモネラ 3.7%
ノロウイルス 52.9%
ウェルシュ菌 9.0%
カンピロバクター 14.9%

（厚生労働省：2019年食中毒統計資料より）

原則は抗菌薬不要．ただし，下記の場合には抗菌薬投与を検討する．

- 血圧低下，悪寒戦慄など菌血症を疑う場合．
- 脱水・ショックなど入院加療が必要な場合．
- 免疫不全を有する場合（CD4 低値の HIV 感染症，担がん患者，免疫抑制薬使用など）．
- 合併症のリスクが高い場合（人工物植え込み例，高齢など）．
- 渡航歴がある場合．

処方例　経験的治療の場合

第一選択
- アジスロマイシン（AZM）
  1回500mg　1日1回　経口
- レボフロキサシン（LVFX）
  1回500mg　1日1回　経口

第二選択
- ホスホマイシン（FOM）　1回500mg
  1日4回　経口
- セフトリアキソン（CTRX）　1回2g
  1日1回　点滴静注

処方例　サルモネラ腸炎の場合

第一選択
- レボフロキサシン（LVFX）
  1回500mg　1日1回3-7日間　経口

第二選択
- アジスロマイシン（AZM）
  1回500mg　1日1回3-7日間　経口
- セフトリアキソン（CTRX）　1回2g
  1日1回3-7日　点滴

処方例　カンピロバクター腸炎の場合

- アジスロマイシン（AZM）
  1回500mg　1日1回3-5日間　経口
- クラリスロマイシン（CAM）
  1回200mg　1日2回3-5日間　経口

処方例　腸チフス/パラチフスの場合

第一選択
- セフトリアキソン（CTRX）　1回2g
  1日1回14日間　点滴

第二選択
- アジスロマイシン（AZM）
  1回500mg　1日1回7日間　経口
＊キノロン系薬はインド亜大陸を中心に感受性低下が認められており，推奨しにくい．

処方例　腸管出血性大腸菌の場合

現時点で抗菌薬治療に関する推奨は統一されていない．

処方例　*Clostridioides difficile* 感染の場合

第一選択
- メトロニダゾール（MNZ）
  1回500mg　1日3回10日間　経口 or 点滴静注

第二選択
- バンコマイシン（VCM）　1回125mg
  1日4回10日間　経口

難治例
- フィダキソマイシン（FDX）
  1回200mg　1日2回10日間　経口

④ 肝・胆道系感染症

❗ 特徴

- 胆嚢炎，胆管炎ともに結石・腫瘍などによる通過障害が原因となることが多い．
- 胆嚢炎は黄疸がみられず，胆管炎でもみられないことがある．
- 胆嚢炎は外科治療，胆管炎は内視鏡によるドレナージが治療の原則．
- 肝膿瘍は発熱・右季肋部痛が典型的であるが，不明熱のパターンで発見されることがある．
- 肝膿瘍は細菌性とアメーバ性に分かれる．

🔬 診断

- 胆道感染症は全身の炎症反応・局所所見（右季肋部痛や胆汁うっ滞所見）・画像所見から診断する．
- 肝膿瘍は造影 CT が診断に有効．
- 胆道感染症は胆汁培養と血液培養を採取する．胆管炎は血液培養陽性率が高い．
- 肝膿瘍も穿刺培養と血液培養を採取する．血液培養陽性率は高い．

肝・胆道系感染症とは？

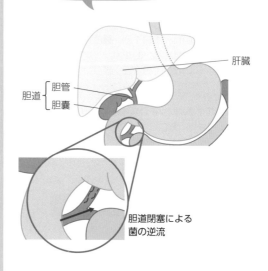

肝臓

胆道 ┤ 胆管 ／ 胆嚢

胆道閉塞による菌の逆流

■ 主な肝・胆道系感染症

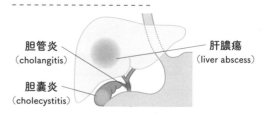

胆管炎（cholangitis）
肝膿瘍（liver abscess）
胆嚢炎（cholecystitis）

■ 胆道感染症の原因菌（市中発症）

原因菌	頻　度
大腸菌	35-62%
クレブシエラ属	12-28%
腸球菌	10-23%
緑膿菌	4-14%
レンサ球菌	6-9%
エンテロバクター属	2-7%
アシネトバクター属	3%
シトロバクター属	2-6%
ブドウ球菌	2%
嫌気性菌	1%
その他	17%

大腸菌とクレブシエラが２大原因菌。市中発症においては腸球菌のカバーは必ずしも必要ない.

（急性胆管炎・胆嚢炎診療ガイドライン2018より）

■ 胆道感染症の原因菌（医療関連感染）

原因菌	頻　度
大腸菌	23%
腸球菌	20%
緑膿菌	17%
クレブシエラ属	16%
エンテロバクター属	7%
アシネトバクター属	7%
シトロバクター属	5%
レンサ球菌	5%
ブドウ球菌	4%
嫌気性菌	2%
その他	11%

大腸菌，クレブシエラ以外で緑膿菌，エンテロバクター，腸球菌の頻度が高くなる。そのため，経験的治療としては抗緑膿菌作用を有する薬剤が必要となる.

（急性胆管炎・胆嚢炎診療ガイドライン2018より）

処方例　ショックなどの重篤例

右記〔市中感染症（重症）〕にバンコマイシン（VCM）の併用を考慮する.

処方例　アメーバ性肝膿瘍の場合

メトロニダゾール（MNZ）を使用する.

処方例　市中感染症（軽症・中等症：Grade I・II）の場合

第一選択
- セフメタゾール（CMZ）　1回2g　1日2回　点滴静注
- セフトリアキソン（CTRX）　1回2g　1日1回 ＋ メトロニダゾール（MNZ）1回500mg　1日3回　点滴静注
- スルバクタム/アンピシリン（SBT/ABPC）1回3g　1日4回　点滴静注（大腸菌の耐性率が20%以上の場合は推奨しない）

第二選択
- レボフロキサシン（LVFX）1回500mg　1日1回＋メトロニダゾール（MNZ）　1回500mg　1日3回　点滴静注

処方例　市中感染症（重症：Grade III）や医療関連感染の場合

第一選択
- タゾバクタム/ピペラシリン（TAZ/PIPC）　1回4.5g　1日3-4回
- セフェピム（CFPM）　1回2g　1日2回＋メトロニダゾール（MNZ）　1回500mg　1日3回　点滴静注
- メロペネム（MEPM）　1回1g　1日3回　点滴静注

第二選択
- レボフロキサシン（LVFX）　1回500mg　1日1回＋メトロニダゾール（MNZ）　1回500mg　1日3回　点滴静注
- アズトレオナム（AZT）　1回2g　1日2回＋メトロニダゾール（MNZ）　1回500mg　1日3回　点滴静注
- タゾバクタム/セフトロザン（TAZ/CTLZ）　1回3g　1日3回 ＋ メトロニダゾール（MNZ）　1回500mg　1日3回　点滴静注

⑤ 中枢神経感染症

❗ 特徴

- 中枢神経感染症のなかで特に緊急性が高い重要な感染症として，細菌性髄膜炎があげられる．
- 細菌性髄膜炎は高い死亡率をもつ内科救急疾患の一つであり，速やかな診断と治療を必要とする．
- 発熱，項部硬直，頭痛，意識障害のいずれかのうち2つ以上の所見を認めた場合は，常に細菌性髄膜炎を疑う．

🔬 診断

- 髄膜炎が疑われる場合は，腰椎穿刺が禁忌でない限り，脳脊髄液（CSF）を採取する必要がある．
- CSF 中の細胞数の増加や細菌の培養陽性を証明する．
- CSF 培養は細菌性髄膜炎の診断におけるゴールドスタンダードであり，抗菌薬治療の開始前に CSF が採取された場合，市中感染患者の 80～90％で陽性となる．
- CSF 中の乳酸値は細菌性と無菌性の鑑別に有用である．
- 頭部 CT 検査や CSF 採取に時間を要する場合は，血液培養2セット採取後に経験的治療を開始する．抗菌薬開始を不必要に遅らせないことが重要である．

中枢神経感染症とは？

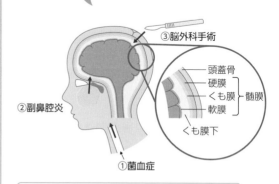

原因微生物が髄腔内に到達する経路
① 菌血症
② 中枢神経系付近からの直接侵入（硬膜外膿瘍，副鼻腔炎）
③ 外部との交通（脳外科手術後，頭蓋底骨折などの頭部外傷後）

■ クリプトコッカス髄膜炎（真菌性髄膜炎）

- *Cryptococcus neoformans* という真菌による髄膜炎である．
- 最も重要なリスク因子は HIV 感染症であるが，ステロイド使用，悪性腫瘍や固形臓器移植患者などでも生じる．
- 非 HIV 感染者の場合は亜急性経過（数日～数週間）の発熱，頭痛，意識変容で発症するが，HIV 感染者の場合は上記のような症状は軽微であることが多い．

■ 細菌性髄膜炎の分類

市中発症	・病院以外の日常生活において発症する髄膜炎. ・年齢層により原因菌の割合は異なる.
院内発症	・脳外科手術や脳室シャント/ドレーンに関連する髄膜炎. ・ブドウ球菌やグラム陰性菌が原因となることが多い.

■ 市中発症の細菌性髄膜炎の原因菌

年　齢	主な原因菌（推定される頻度）
1 カ月未満	B 群レンサ球菌（50-60%），大腸菌（20-30%）
1～3 カ月	B 群レンサ球菌（40-50%），インフルエンザ菌（10-20%），大腸菌（5-10%）
4 カ月～5 歳	肺炎球菌（60%以上），インフルエンザ菌（20-30%）
6～49 歳	肺炎球菌（60-65%），インフルエンザ菌（5-10%）
50 歳以上	肺炎球菌（80%），インフルエンザ菌（5%），B 群レンサ球菌（5-10%），その他（腸内細菌や緑膿菌など）

（細菌性髄膜炎診療ガイドライン 2014 より）

- 脳脊髄液中のクリプトコッカス抗原検査は, 感度と特異度が 90%以上と高く診断に有用である.
- 治療は導入療法としてアムホテリシン B リポソーム製剤（L-AMB）とフルシトシン（5-FC）の併用を行い, その後, 地固め療法としてフルコナゾール（FLCZ）400 mg/日, さらに維持療法としてフルコナゾール 200 mg/日を行う.

細菌性髄膜炎の処方例

- 1 カ月以下の小児は体重や生後日数で抗菌薬投与量が異なる.
- VCM：TDM に基づいて投与
- ABPC：1 回 2g　1 日 6 回
- CFPM：1 回 2g　1 日 3 回
- MEPM：1 回 2g　1 日 3 回
- CAZ：1 日 2g　1 日 3 回

処方例　素因（年齢）による処方

1 カ月以下
- アンピシリン（ABPC）＋セフォタキシム（CTX）. またはアンピシリン（ABPC）＋アミノグリコシド系薬

1～23 カ月
- バンコマイシン（VCM）＋第 3 世代セファロスポリン

2～50 歳
- バンコマイシン（VCM）＋第 3 世代セファロスポリン

51 歳以上
- バンコマイシン（VCM）＋アンピシリン（ABPC）＋第 3 世代セファロスポリン

処方例　免疫不全状態の場合

- バンコマイシン（VCM）＋アンピシリン（ABPC）＋セフェピム（CFPM）or メロペネム（MEPM）

処方例　頭蓋底骨折の場合

- バンコマイシン（VCM）＋第 3 世代セファロスポリン

処方例　頭部外傷, 脳外科手術後の場合

- バンコマイシン（VCM）＋セフタジジム（CAZ），セフェピム（CFPM），メロペネム（MEPM）のいずれか

6 菌血症・敗血症（血流感染症）

！ 特徴

- 菌血症とは「血液培養から有意な細菌が検出される状態」のことである．菌血症は敗血症を伴うこともあれば伴わないこともある．
- 菌血症は一過性菌血症，間欠的菌血症，持続的菌血症の大きく3つに分けられる．
- 2016年に発表された敗血症診療の国際ガイドライン（Sepsis-3）では，敗血症は「感染症に対する宿主生体反応の調節不全で，生命を脅かす臓器障害」と定義されている．
- 敗血症は診断名ではなく症候群であり，敗血症の原因となる感染症を診断することが重要である．

🔬 診断

- 菌血症の診断基準は，「血液培養から有意な細菌が検出されること」である．
- 敗血症の診断基準は，「感染症が疑われ，SOFAスコアがベースラインから2点以上増加すること」である．ただし，ICU以外の場（救急外来や一般病棟など）においては，バイタルサインのみで測定できる簡便なツールであるquick SOFAスコアを最初に使用する．

菌血症・敗血症（血流感染症）とは？

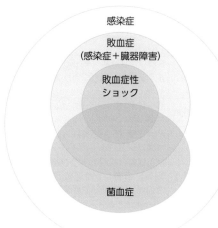

感染症

敗血症
（感染症＋臓器障害）

敗血症性
ショック

菌血症

quick SOFA スコア

意識変容：GCS＜15
呼吸数≧22 回/分
収縮期血圧≦100 mmHg

→ 3項目のうち，2項目以上を満たす場合を「敗血症」とする．

GCS：グラスゴー・コーマ・スケール．

■ 菌血症の分類

	定　義	例
一過性菌血症	短時間のみ血液から微生物が検出される	歯科治療後，膿瘍ドレナージ後など
間欠的菌血症	同じ微生物が間欠的に血液から検出される	膿瘍性病変，限局性感染症（肺炎，腎盂腎炎，胆管炎，椎体椎間板炎など）
持続的菌血症	適切な抗菌薬治療にもかかわらず，同じ微生物が持続的に血液から検出される	血管内感染症（感染性心内膜炎，人工血管感染など）

■ 敗血症の分類

	定　義	診断基準
敗血症	感染症に対する宿主生体反応の調節不全で，生命を脅かす臓器障害	感染により SOFA スコアが 2 点以上増加したもの
敗血症性ショック	敗血症のなかで重度の循環障害や細胞・代謝異常により死亡率が高い病態	十分な輸液負荷にもかかわらず，平均動脈圧 65 mmHg を維持するために血管作動薬を必要とし，かつ乳酸値が 2 mmol/L を超えるもの

■ 敗血症性ショックの原因菌

	割　合	菌　種	割　合
グラム陰性菌	49.40%	大腸菌	21.40%
		Klebsiella 属	7.70%
		緑膿菌	7.30%
		Enterobacter 属	3.60%
		その他	9.40%
グラム陽性菌	33.40%	黄色ブドウ球菌	14.70%
		肺炎球菌	7.00%
		腸球菌	4.50%
		A 群溶連菌	3.30%
		その他	3.90%
真　菌	12.20%		
嫌気性菌	3.90%		

(*Chest*, 136：1237-1248, 2009)

処方時のポイント

- 菌血症や敗血症の原因となった感染症を可能な限り想定した上で，経験的治療を開始する．
- 具体的に使用する抗菌薬は，患者背景・重症度・想定される感染症などにより異なる．
- 抗菌薬の選択の際には，各医療機関におけるアンチバイオグラムも参考にする．

処方例　市中発症の原発巣不明の敗血症の場合

第一選択
- セフトリアキソン（CTRX）　1 回 2 g　1 日 1-2 回　点滴静注
- セフォタキシム（CTX）　1 回 2 g　1 日 3 回　点滴静注（添付文書最大 4 g/日）
- タゾバクタム/ピペラシリン（TAZ/PIPC）　1 回 4.5 g　1 日 4 回　点滴静注（添付文書最大 13.5 g/日）

第二選択（β-ラクタム系薬にアレルギーがある場合）
- バンコマイシン（VCM）　初回のみ 1 回 25-30 mg/kg，以降 1 回 20 mg/kg　1 日 2 回　点滴静注　必ず TDM を実施する
- レボフロキサシン（LVFX）　1 回 500 mg　1 日 1 回　点滴静注
など

(JAID/JSC 感染症治療ガイド 2019)

処方例　β-ラクタマーゼ産生グラム陰性菌の場合

- メロペネム（MEPM）　1 回 1 g　1 日 3 回　点滴静注
- タゾバクタム/セフトロザン（TAZ/CTLZ）　1 回 3 g　1 日 3 回　点滴静注
- レレバクタム/イミペネム/シラスタチン（REL/IPM/CS）　1 回 1.25 g　1 日 4 回　点滴静注
- ＊β-ラクタマーゼの種類に応じて薬剤の選択を考慮する．

7 循環器系感染症

❗ 特徴

- 循環器系感染症のなかで最も重要な感染症として感染性心内膜炎（IE）があげられる.
- 感染性心内膜炎は心内膜（弁・心内腔・中隔欠損部）を感染巣とする心臓の感染症である.
- 感染性心内膜炎の症状/合併症は「心臓自体の破壊によるもの（心不全, 不整脈など）」と「遠隔臓器への塞栓によるもの（梗塞, 膿瘍など）」に分けられる.
- 熱源のはっきりしない発熱の場合は感染性心内膜炎を鑑別にあげ, 抗菌薬開始前に血液培養を採取する.

🔬 診断

- 診断は修正 Duke 診断基準に従う（表 1）.

循環器系感染症とは？

全身症状
・継続する微熱
・全身倦怠感
・易疲労感
など

脳

脳梗塞・出血
感染性脳動脈瘤
など

脳へ　全身へ

左心房

疣腫

右心房

左心室

右心室

心臓
弁膜症
心不全　など

全身

脾梗塞
腎梗塞

動脈閉塞

腎梗塞・脾梗塞
四肢の急性動脈閉塞
など

■ 感染性心内膜炎の分類

自己弁感染性心内膜炎：元々の自己の弁への感染	黄色ブドウ球菌やレンサ球菌が多い
人工弁感染性心内膜炎：弁置換術後の人工弁（機械弁や生体弁）への感染	術後早期（12 カ月以内）：術中汚染や術後数日〜数週の血行性が主な原因となる. 黄色ブドウ球菌や CNS（コアグラーゼ陰性ブドウ球菌）が多い.
	術後後期（12 カ月以降）：自然弁と同様に, レンサ球菌や黄色ブドウ球菌が多い.

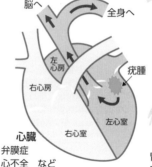

HACEK グループ
2%

真菌 2%

その他
17%

黄色
ブドウ球菌
31%

Streptococcus bovis 7%

CNS
11%

HACEK
グループ以外の
グラム陰性菌 2%

腸球菌
11%

viridans group
streptococci
17%

（UpToDate：Epidemiology, risk factors, and microbiology of infective endocarditis を参照）

表1　修正 Duke 診断基準

大項目（major criteria）

1. 血液培養陽性：以下のいずれかを満たす
   ①典型的病原体が異なる2回の血液培養で陽性：viridans group streptococci, *Streptococcus bovis*, HACEK グループ，黄色ブドウ球菌 or 市中感染型の腸状菌（primary focus なし）
   ②IE を起こす原因菌が血液培養で持続して陽性となる
   ・12時間以上空けて採取した血液培養が少なくとも2回陽性
   ・3セットすべて，あるいは4セット以上の大部分が陽性（最初と最後のサンプルの採取時間は少なくとも1時間は空いている）
   ③*Coxiella burnetii* の血液培養1回陽性か，antiphase I IgG titer＞1：800
2. 心内膜病変の証拠
   ①新しい心雑音（心雑音の変化や増悪だけでは不十分）
   ②心臓超音波検査での陽性所見（疣腫，膿瘍形成，人工弁の新たな部分的離開）

小項目（minor criteria）

1. 心内膜炎の素因となる心臓異常（心疾患や静脈内薬物使用などのリスクファクター）
2. 38℃以上の発熱
3. 血管性病変：動脈塞栓，感染性肺塞栓，感染性動脈瘤，頭蓋内出血，Janeway lesion（手掌，指腹，足底の塞栓による点状出血）
4. 免疫学的病変：リウマチ因子陽性，糸球体腎炎，Osler 結節，Roth 斑
5. 心臓超音波検査陽性であるが大項目を満たさないもの
6. 微生物学的所見
   ①血液培養陽性だが大項目を満たさないもの
   ②抗体検査で IE を起こしうる病原体の急性感染の証拠あり

診断の方法

1. 確定診断（definitive diagnosis）
   ・2 major
   ・1 major＋3 minor
   ・5 minor
2. IE の可能性（possible diagnosis）
   ・3 minor
   ・1 major＋1 minor

主な原因微生物による自己弁感染性心内膜炎に対する治療

処方例　黄色ブドウ球菌，コアグラーゼ陰性ブドウ球菌（CNS）

MSSA

- セファゾリン（CEZ）2g　1日3回　6週間
- （β-ラクタム系薬アレルギーの場合）ダプトマイシン（DAP）やバンコマイシン（VCM）

MRSA

- バンコマイシン（VCM）目標 AUC 400-600μg・h/mL として TDM を実施，6週間
- ダプトマイシン（DAP）8mg/kg 以上　1日1回（保険適用外）6週間

CNS

- 黄色ブドウ球菌の治療に準ずる

処方例　viridans group streptococci/ *Streptococcus bovis*

PCG MIC ≦ 0.12μg/mL

- ベンジルペニシリン（PCG）2,400万単位/日 or アンピシリン（ABPC）2g　1日6回 4週間
- （β-ラクタム系薬アレルギーの場合）バンコマイシン（VCM）

PCG MIC 0.12＜かつ＜0.5μg/mL

- ベンジルペニシリン（PCG）2,400万単位/日＋ゲンタマイシン（GM）3mg/kg　1日1回 or アンピシリン（ABPC）2g　1日6回＋ゲンタマイシン（GM）3mg/kg　1日1回 4週間（ゲンタマイシンは最初の2週間）
- （β-ラクタム系薬アレルギーの場合）バンコマイシン（VCM）

PCG MIC ＞0.5μg/mL

- 腸球菌の治療に準ずる
  ただし，ABPC＋CTRX は不可

処方例　腸球菌（*Enterococcus* 属）（ペニシリン感性かつ高濃度ゲンタマイシン感性の場合）

- ベンジルペニシリン（PCG）2,400万単位/日 or アンピシリン（ABPC）2g　1日6回＋ゲンタマイシン（GM）1mg/kg　1日3回 4-6週間
- アンピシリン（ABPC）2g　1日6回＋セフトリアキソン（CTRX）2g　1日2回 6週間

8 皮膚・軟部組織感染症

❗ 特徴

- 皮膚・軟部組織感染症は，毛包炎といった軽度の感染症，壊死性筋膜炎といった致死性の高い重篤な感染症，褥瘡や熱傷などから二次性に発症する感染症など多彩である．
- 表在性や深在性の軽症例では切開・排膿のみで抗菌薬が不要なケースもある．
- 一方，急速に進行する壊死性筋膜炎では，緊急のデブリードメントが必要となる．
- 市中感染型 MRSA も問題となっている．

🔬 診断

- 免疫正常者での皮膚・軟部組織感染症では，発赤・腫脹・圧痛・浸出液・排膿などの症状で診断される．
- 基礎疾患を有する患者では臨床像も非典型的なことが多い．
- 浸出液のグラム染色・培養，血液培養が必要である．

皮膚・軟部組織感染症とは？

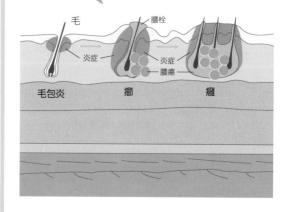

毛　　膿栓

炎症　　炎症
膿瘍

毛包炎　　癤　　癰

■ 皮膚・軟部組織感染症の分類と原因菌

分　類			
単純性	表在性	付属器関連	毛包炎・化膿性汗孔周囲炎など
		非付属器関連	伝染性膿痂疹など
	深在性	付属器関連	癤（furuncle）・癰（carbuncle）など
		非付属器関連	蜂窩織炎・丹毒など
		壊死性筋膜炎	ガスが発生している病変
			ガスが発生していない病変
複雑性	慢性膿皮症・二次感染症など		

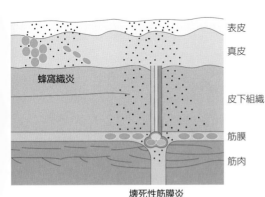

表皮
真皮
蜂窩織炎
皮下組織
筋膜
筋肉

壊死性筋膜炎

原因菌
黄色ブドウ球菌やA群溶連菌など
黄色ブドウ球菌やA群溶連菌など
黄色ブドウ球菌など
黄色ブドウ球菌やA群溶連菌など
Clostridium perfringens, *Bacteroides* 属, *Peptostreptococcus* 属, 腸内細菌目細菌
黄色ブドウ球菌やA群溶連菌など
ブドウ球菌, 緑膿菌, 腸内細菌目細菌, 嫌気性菌など

処方例 軽症の場合

- セファレキシン（CEX）
  1回250-500mg　1日4回　経口
- セファクロル（CCL）
  1回500mg　1日3回　経口
- クラブラン酸/アモキシシリン
  （CVA/AMPC）　1回（AMPCとして）
  250mg　経口+アモキシシリン（AMPC）
  1回500mg　1日2回　経口

市中感染型MRSAを考慮する場合
- ミノサイクリン（MINO）
  1回100mg　1日2回　経口
- ST合剤　1回2錠　1日2回

処方例 中等度〜重症

- セファゾリン（CEZ）
  1回2g　1日3回　点滴静注
- スルバクタム/アンピシリン（SBT/
  ABPC）　1回1.5-3g　1日4回
  点滴静注

耐性腸内細菌目細菌を考慮する場合
- メロペネム（MEPM）
  1回1g　1日3回　点滴静注

MRSAを考慮する場合
- バンコマイシン（VCM）
  初回のみ1回25-30mg/kg, 以降1
  回20mg/kg　1日2回　点滴静注
- ダプトマイシン（DAP）
  1回4mg/kg　1日1回　点滴静注
- リネゾリド（LZD）　1回600mg
  1日2回　点滴静注または経口
- テジゾリド（TZD）　1回200mg
  1日1回　点滴静注または経口

緑膿菌を考慮する場合・壊死性筋膜炎
の経験的治療
- タゾバクタム/ピペラシリン（TAZ/PIPC）
  1回4.5g　1日3回　点滴静注

溶連菌, *C. perfringens* の最適化治療
- ベンジルペニシリン（PCG）　1回400
  万単位　1日6回　点滴静注または持
  続静注+クリンダマイシン（CLDM）
  1回900mg　1日3〜4回

9 骨・関節感染症

❗ 特徴

- 骨・関節感染症には骨髄炎, 関節炎, 化膿性椎体椎間板炎, 手術部位感染症がある.
- 開放骨折などの外傷によるもの, 血行性に起こるものなどがあり, 慢性化することもある.
- 特に人工関節感染症は, 人工関節抜去を要するなど治療に難渋することも多い.
- 骨髄炎の抗菌薬治療期間は一般に6週間が目安で, 長期投与を要する.
- 腐骨形成は慢性骨髄炎でみられる所見で, 血行はなく破骨細胞による吸収も生じず難治化の要因となるため, 病巣掻爬が必須となる.

🔬 診断

- 局所の発赤・疼痛や, 慢性感染であれば瘻孔の存在などの症状・理学所見.
- 画像検査 (単純X線検査, CT, MRI, 骨シンチグラフィ, Gaシンチグラフィ).
- 関節液・骨組織等の細菌培養検査.

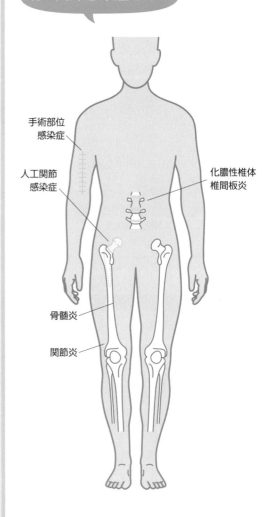

骨・関節感染症とは？

手術部位
感染症

人工関節
感染症

化膿性椎体
椎間板炎

骨髄炎

関節炎

■人工股関節全置換術後感染の原因菌

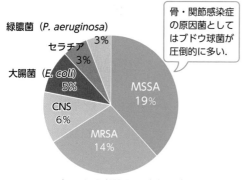

緑膿菌（*P. aeruginosa*）
セラチア
大腸菌（*E. coli*）
CNS
MRSA
MSSA

骨・関節感染症の原因菌としてはブドウ球菌が圧倒的に多い.

（JANIS SSI 部門 2018 年報より）

■人工関節感染の診断フロー

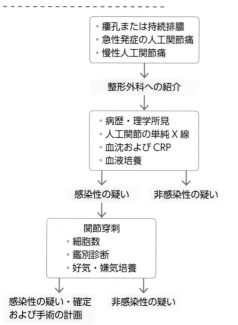

・瘻孔または持続排膿
・急性発症の人工関節痛
・慢性人工関節痛

↓

整形外科への紹介

↓

・病歴・理学所見
・人工関節の単純 X 線
・血沈および CRP
・血液培養

感染性の疑い　　非感染性の疑い

↓

関節穿刺
・細胞数
・鑑別診断
・好気・嫌気培養

感染性の疑い・確定　　非感染性の疑い
および手術の計画

(Osmon DR, et al. : *Clin Infect Dis*, 56 (1) : 1-10, 2013)

処方例　メチシリン感性黄色ブドウ球菌（MSSA）, コアグラーゼ陰性ブドウ球菌（CNS）の場合

・セファゾリン（CEZ）　1 回 1-2 g
　1 日 3 回　点滴静注

処方例　メチシリン耐性黄色ブドウ球菌（MRSA）, コアグラーゼ陰性ブドウ球菌（CNS）の場合

・バンコマイシン（VCM）
　初回のみ 1 回 25-30 mg/kg, 以降 1 回 20 mg/kg　1 日 2 回　点滴静注
・ダプトマイシン（DAP）
　1 回 6 mg/kg　1 日 1 回　点滴静注
・リネゾリド（LZD）　1 回 600 mg
　1 日 2 回　点滴静注または経口

⑩ 腹腔・骨盤腔感染症

❗ 特徴

- 病態により一次性から三次性に分類される.
- 一次性には肝硬変症例で腹水貯留を伴う症例でみられる特発性細菌性腹膜炎がある.
- 二次性は急性虫垂炎や消化管穿孔などの市中感染と,術後感染や壊死性膵炎などの医療関連感染に分けられる.
- 三次性は二次性腹膜炎に続発するものである.
- 骨盤内炎症性疾患は子宮付属器(卵管・卵巣)・骨盤腹膜の炎症を総称し,淋菌・クラミジアなどの性感染症が契機となり,二次的にグラム陰性菌や嫌気性菌が腟から上行性に感染を起こす.
- 感染巣のドレナージや切除などで適切に感染巣の処置を行う必要がある.

🔬 診断

- 部位の診断には造影CTが有用である.
- 腹腔内感染巣採取検体および血液培養を実施する.

腹腔・骨盤腔感染症とは？

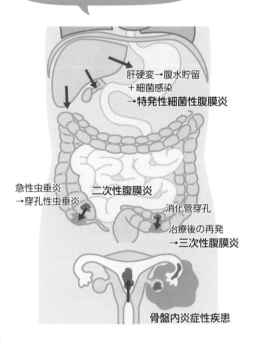

肝硬変→腹水貯留＋細菌感染
→特発性細菌性腹膜炎

急性虫垂炎
→穿孔性虫垂炎

二次性腹膜炎

消化管穿孔

治療後の再発
→三次性腹膜炎

骨盤内炎症性疾患

処方例 軽症～中等症虫垂炎の穿孔/膿瘍等の市中感染

- セフメタゾール(CMZ) 1回1g 1日3回 点滴静注
- セフトリアキソン(CTRX) 1回2g 1日1回 点滴静注＋メトロニダゾール(MNZ) 1回500mg 1日3-4回 点滴静注

■ 穿孔性腹膜炎など 市中腹腔内感染症分離菌

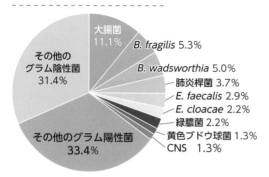

（品川長夫，岩﨑充博：外科感染症分離菌とその薬剤感受性. *Jpn J Antibiot*, 68（3）：151-187, 2015）

■ 術野感染症の分離菌

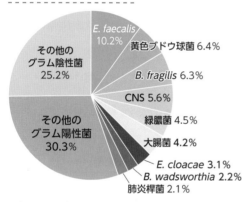

（品川長夫，岩﨑充博：外科感染症分離菌とその薬剤感受性. *Jpn J Antibiot*, 68（3）：151-187, 2015）

処方例　重症の市中感染や医療施設感染で腹腔内検体の培養で *Candida* 属を検出した場合

- ミカファンギン（MCFG）　1回100-150mg　1日1回　点滴静注
- カスポファンギン（CPFG）　1回50mg（初回は70mg）　1日1回　点滴静注
- ホスフルコナゾール（F-FLCZ）　1回400mg（初回・2回目は800mg）1日1回　点滴静注

処方例　重症，高齢/免疫不全等の市中感染・医療関連感染

- タゾバクタム/ピペラシリン（TAZ/PIPC）1回4.5g　1日3回　点滴静注
- タゾバクタム/セフトロザン（TAZ/CTLZ）　1回1.5g　1日3回　点滴静注+メトロニダゾール（MNZ）　1回500mg　1日3-4回　点滴静注
- セフタジジム（CAZ）　1回1g　1日3回　点滴静注+メトロニダゾール（MNZ）1回500mg　1日3-4回　点滴静注
- セフェピム（CFPM）　1回1g　1日3回　点滴静注+メトロニダゾール（MNZ）1回500mg　1日3-4回　点滴静注
- メロペネム（MEPM）　1回1g　1日3回　点滴静注
- シプロフロキサシン（CPFX）　1回400mg　1日3回　点滴静注+メトロニダゾール（MNZ）　1回500mg　1日3-4回　点滴静注
- アズトレオナム（AZT）　1回2g　1日3回　点滴静注+メトロニダゾール（MNZ）1回500mg　1日3-4回　点滴静注

処方例　骨盤内炎症性疾患

- セフメタゾール（CMZ）　1回1g　1日3-4回　点滴静注±ミノサイクリン（MINO）　1回100mg　1日2回点滴静注または経口
- セフメタゾール（CMZ）　1回1g　1日3-4回　点滴静注±ドキシサイクリン（DOXY）　1回100mg　1日2回　経口
- クリンダマイシン（CLDM）　1回600mg　1日3回　点滴静注+ゲンタマイシン（GM）1回5-7mg/kg　1日1回　点滴静注

淋菌性を考慮する場合
- セフトリアキソン（CTRX）　1回1-2g　1日1-2回　点滴静注

クラミジア性を考慮する場合
軽症例
- アジスロマイシン（AZM）　1回1g　単回経口または徐放製剤1回2g　単回　経口
- ドキシサイクリン（DOXY）　1回100mg　1日2回　経口

重症例 経口投与可能と判断した段階で経口スイッチ
- アジスロマイシン（AZM）　1回500mg　1日1回　点滴静注
- ミノサイクリン（MINO）　1回100mg　1日2回　点滴静注

11 手術部位感染 (SSI)

! 特徴

- 手術に直接関連して発生する術野の感染を指す.
- 手術を受けた人の 5〜6％程度が手術部位感染症に罹患する.
- 表層切開創 SSI, 深部切開創 SSI, 臓器/体腔 SSI の 3 つに分類される.
- 消化器外科系手術のリスクが高い.
- 発生には患者因子（喫煙, 糖尿病など）と手術因子（手術時間や予防的抗菌薬など）が関連する.
- 感染予防策をとることで発生率を下げることができる.

診断

- 術後 30 日以内の発症である.
- 表層切開創 SSI は手術創における排膿や発赤などで診断される. 膿の培養で原因菌を知ることができる.
- 深部切開創 SSI も手術創における排膿や発赤などで診断される. 手術創の離開もしくは外科医の切開により膿を確認できることもある.
- 臓器/体腔 SSI ではドレーンから排膿がみられ, 中に膿瘍を形成している場合もある. 膿瘍は切開排膿しなければ治りにくい.

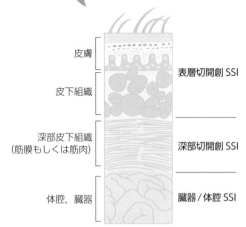

手術部位感染とは？

皮膚 — 表層切開創 SSI
皮下組織
深部皮下組織（筋膜もしくは筋肉） — 深部切開創 SSI
体腔, 臓器 — 臓器/体腔 SSI

手術に直接関連して発生する術野の感染

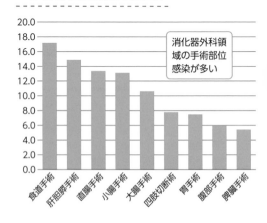

■ 手術部位感染症の発生率

消化器外科領域の手術部位感染が多い

食道手術 / 肝胆膵手術 / 直腸手術 / 小腸手術 / 大腸手術 / 四肢切断術 / 胃手術 / 腹部手術 / 脾臓手術

■ 手術部位感染の原因菌

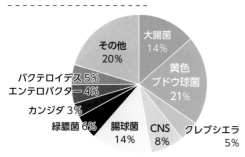

(National Healthcare Safety Network（NHSN）による
2011–2014 の報告)（Weiner LM, et al. *Infect Control
Hosp Epidemiol*, 37(11)：1288–1301, 2016 を参照)

■ 手術部位別の SSI 発生率

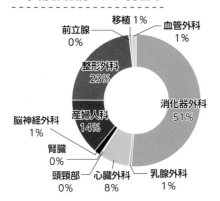

（JANIS SSI 部門 2018 年報より）

予防的抗菌薬：手術開始 1 時間前以内に投与

処方例 嫌気性菌のカバーが必要ない部位の手術

第一選択
- セファゾリン（CEZ） 1 回 1-2 g
  3-4 時間おきに再投与

第二選択
- クリンダマイシン（CLDM）
  1 回 600 mg　6 時間おきに再投与
- バンコマイシン（VCM）
  1 回 15 mg/kg（最大 2 g まで）
  8 時間おきに再投与

処方例 横隔膜より上の手術で嫌気性菌をカバーする部位の手術

第一選択
- スルバクタム/アンピシリン（SBT/ABPC） 1 回 1.5-3 g　2-3 時間おきに再投与

第二選択
- クリンダマイシン（CLDM）
  1 回 600 mg　6 時間おきに再投与
- バンコマイシン（VCM）
  1 回 15 mg/kg（最大 2 g まで）
  8 時間おきに再投与

処方例 横隔膜より下の手術で嫌気性菌をカバーする部位の手術

第一選択
- セフメタゾール（CMZ） 1 回 1-2 g
  2-3 時間おきに再投与
- フロモキセフ（FMOX） 1 回 1-2 g
  2 時間おきに再投与
- セファゾリン（CEZ） 1 回 1-2 g　3-4 時間おきに再投与＋メトロニダゾール（MNZ） 1 回 500 mg　8 時間おき

第二選択
- ［アミノグリコシド系もしくはキノロン系］＋メトロニダゾール（MNZ）
  1 回 500 mg　8 時間おき

12 抗菌薬関連下痢症

❗ 特徴

- 抗菌薬の投与に伴う下痢症のこと.
- 抗菌薬そのものの特性で下痢を起こしやすいものもある.
- *Clostridioides difficile* 感染症（CDI）を指すことが多い.
- CDI は院内アウトブレイクすることが知られている.
- 病原性の高い株（027/078/244）が欧米では流行している.

🔬 診断

- CDI の検査は便の性状をブリストル・スケールで評価して5以上で検査する.
- CDI の診断はトキシン A/B と GDH（菌体抗原）の検査を行う.
- その他の検査としては，便培養，NAAT（核酸増幅による毒素遺伝子検査）がある.

抗菌薬関連下痢症とは？

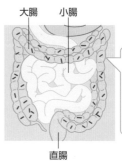

大腸　小腸

直腸

腹痛・発熱・下痢などの症状
病状が進むと**偽膜性腸炎**となる.
血便がみられることもある.
さらに症状が進行すると**中毒性巨大結腸**となる.

■ ブリストル・スケール

非常に遅い（約100時間）〜非常に早い（約10時間）/ 消化管の通過時間				
非常に遅い（約100時間）	1	コロコロ便		ウサギの糞のような硬くてコロコロの便
	2	硬い便		ソーセージ状だが硬い便
	3	やや硬い便		表面にひび割れのあるソーセージ状の便
消化管の通過時間	4	普通便		表面がなめらかで軟らかいソーセージ状の便.蛇のようなとぐろを巻く便
	5	やや軟らかい便		はっきりとしたしわのある柔らかい半分固形の便
	6	泥状便		境界がほぐれて，ふにゃふにゃの不定形の小片便.泥状の便
非常に早い（約10時間）	7	水様便		水様で，固形物を含まない液体状の便

■ CDI の診断フロー

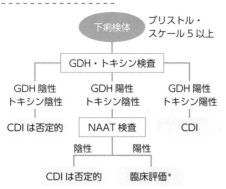

（日本臨床微生物学会：クロストリジウム・ディフィシル
遺伝子検査の運用フローチャート）

■ CDI の治療

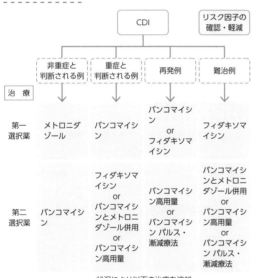

（*Clostridioides*（*Clostridium*）*difficile* 感染症診療ガイドライン）

難治例は 2 回以上の再発を繰り返すもの.
バンコマイシンとメトロニダゾールを併用する場合はメトロニダ
ゾールの注射薬を使用する.

処方例　通常使用量

- メトロニダゾール（MNZ）　1 回 500 mg　1 日 3 回 10 日間　経口
- バンコマイシン（VCM）　1 回 125 mg　1 日 4 回 10 日間　経口
- フィダキソマイシン（FDX）　1 回 200 mg　1 日 2 回 10 日間　経口

処方例　バンコマイシン高用量を使用する場合

- バンコマイシン（VCM）　1 回 500 mg　1 日 4 回 10 日間　経口

処方例　再発抑制をする場合

- ベズロトクスマブ　1 回 10 mg/kg　60 分かけて単回点滴静注

処方例　重症例にバンコマイシンと併用してメトロニダゾールを使用する場合

- メトロニダゾール（MNZ）　1 回 500 mg　1 日 3 回　点滴注射

処方例　イレウスのため経口や胃管でバンコマイシンを投与できない場合

- バンコマイシン（VCM）　1 回 500mg を生理食塩水 100 mL に溶解　1 日 4 回　経直腸

処方例　バンコマイシン パルス・漸減療法を行う場合

- バンコマイシン（VCM）　1 回 125 mg　1 日 4 回 10-14 日間　経口
- バンコマイシン（VCM）　1 回 125 mg　1 日 2 回 7 日間　経口
- バンコマイシン（VCM）　1 回 125 mg　1 日 1 回 7 日間　経口
- バンコマイシン（VCM）　1 回 125 mg　2-3 日に 1 回 2-8 週間　経口

⓴ その他（性感染症・輸入感染症）

❗ 特徴

- 性感染症として淋菌，クラミジア，梅毒，HIV，性器ヘルペスウイルス，ヒトパピローマウイルスなどがあげられる.
- 輸入感染症として蚊媒介感染症（マラリア，デング熱など），経口感染するもの（コレラ，細菌性赤痢などの旅行者下痢，腸チフス，A 型肝炎，E 型肝炎など），哺乳動物から感染するもの（狂犬病，ラッサ熱，レプトスピラ症など）やその他（新型インフルエンザ，新型コロナウイルス感染症など）があげられる.

🔬 診断

- 性感染症の種類によって，血液検査や感染部位における分泌物の核酸遺伝子検査などを行う.
- 淋菌，クラミジアは性器の他，咽頭や直腸にも感染するので感染経路を考慮して検体を選択する.
- 輸入感染症は渡航歴が重要である.

性感染症とは？

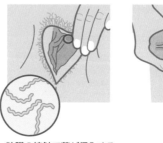

粘膜の接触で菌が侵入する

■ 輸入感染症の広がり方（デング熱を例に）

蚊の体内でデングウイルスが増殖

国内で蚊に吸血される　　　　　国内で蚊に吸血される

デングウイルス　　　デングウイルス

海外でデング熱に感染した人　　　　　国内でデング熱に感染

■ 性感染症の原因

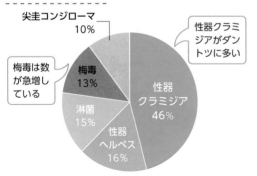

尖圭コンジローマ
10%

梅毒は数が急増している

梅毒 13%

淋菌 15%

性器ヘルペス 16%

性器クラミジア 46%

性器クラミジアがダントツに多い

（国立感染症研究所：発生動向調査年別報告数（平成 30 年）より）

処方例 性器クラミジア感染症の場合

- アジスロマイシン（AZM）　1 回 2 g
  単回経口投与
- ドキシサイクリン（DOXY）
  1 回 100 mg　1 日 2 回 7 日間　経口

処方例 淋菌感染症の場合

- セフトリアキソン（CTRX）　1 回 1 g
  単回点滴静注（播種性の場合は最低 7 日間）

処方例 梅毒の場合

- ベンジルペニシリンベンザチン（PCG）
  1 回 240 万単位　筋注
  　早期梅毒：単回
  　後期梅毒：週に 1 回，計 3 回
- アモキシシリン（AMPC）
  1 回 500 mg　1 日 3 回　経口
  　1 期梅毒：4 週間
  　2 期梅毒：8 週間
  　3 期/潜伏梅毒：12 週間

■ 日本でみられる主な輸入感染症

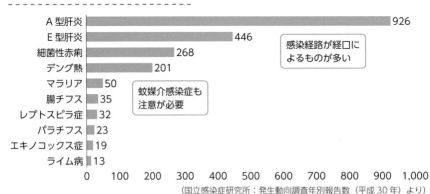

A 型肝炎	926
E 型肝炎	446
細菌性赤痢	268
デング熱	201
マラリア	50
腸チフス	35
レプトスピラ症	32
パラチフス	23
エキノコックス症	19
ライム病	13

感染経路が経口によるものが多い

蚊媒介感染症も注意が必要

0　100　200　300　400　500　600　700　800　900　1,000

（国立感染症研究所：発生動向調査年別報告数（平成 30 年）より）

1 黄色ブドウ球菌

Staphylococcus aureus

■ 細菌の特徴

　黄色ブドウ球菌はヒトの常在菌であり，皮膚や腸管，呼吸器など幅広く分布している．皮膚感染症のような軽症から，感染性心内膜炎や敗血症といった重症例まで幅広く分布しており，身体中のあらゆる臓器から検出される．

①感染症法における取り扱い：

・メチシリン耐性黄色ブドウ球菌（MRSA）感染症：五類感染症（基幹定点）．届出基準はオキサシリン（MPIPC）のMIC値*¹ が 4 µg/mL 以上，またはオキサシリンの感受性ディスクの阻止円の直径*² が 10 mm 以下．無菌材料であれば全数，無菌以外の材料（喀痰や膿汁など）では感染症の原因菌と考えられる場合には報告が必要．

　　　*¹：多くの施設ではセフォキシチン（CFX）の感受性結果．

　　　*²：MPIPC のディスク拡散法は CLSI の判定基準から除外されている．

・バンコマイシン耐性黄色ブドウ球菌（VRSA）感染症：五類感染症（全数把握）．バンコマイシン（VCM）の MIC値が 16 µg/mL 以上の菌が分離され，無菌材料であれば全数，無菌以外の材料（喀痰や膿汁など）では感染症の原因菌と考えられる場合には

■ 細菌の検出状況

　JANIS 検査部門 2020 年の入院検体年報（以下，年報）では，2020 年は全検体の 13.3％で検出され，約 37 万件の分離患者数報告があった．MRSA はそのうちの約 48％で報告があった．2010〜2020

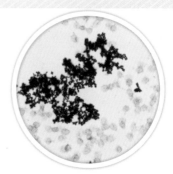

血液培養で検出された黄色ブドウ球菌（グラム染色像）

グラム陽性のブドウ状球菌で，GPC cluster（クラスター）とよぶ．どの臨床材料であっても cluster を形成するので推定菌の鑑別に大きく困ることはない（表1）．

　報告が必要．

②市中感染型 MRSA（CA-MRSA）：MRSA は院内感染を中心に医療環境で蔓延と流行を繰り返し起こしていたが，2000年頃から市中での蔓延と流行を繰り返し起こす報告が増えてきた．*mecA* 遺伝子を保有するが，マクロライド系薬やキノロン系薬といった第二選択薬には感性が保たれているものが多く分離された．院内ではなく市中で感染することから，市中感染型 MRSA（CA-MRSA）とよばれることがある．しかし，近年では院内型（HA-）と市中型（CA-）の区別がつきにくくなってきている．

年の検出動向ではメチシリン感性黄色ブドウ球菌（MSSA）は分離頻度に変化はないが，MRSA は 2016 年までは年々減少し，それ以降は横ばいである．

　VRSA は，バンコマイシン耐性腸球菌

表1　血液培養から検出された黄色ブドウ球菌

最終同定菌名	グラム染色形態		
	集塊状	双球状	連鎖状
A群溶連菌			11
腸球菌	4	2	27
viridans group streptococci	1		25
肺炎球菌		9	3
ペプトストレプトコッカス属			5
黄色ブドウ球菌	85		
コアグラーゼ陰性ブドウ球菌（CNS）	95		

(Agger WA, Maki DG : Efficacy of direct Gram stain in differentiating staphylo-cocci from streptococci in blood cultures positive for gram-positive cocci. *J Clin Microbiol*, 7 (2) : 111-113, 1978)

同じグラム陽性球菌（GPC）の仲間であるレンサ球菌とは形態が異なる（clusterを形成する）ので，区別することは可能である．血液培養ボトルの種類にもよるが，経験を積むことで黄色ブドウ球菌かコアグラーゼ陰性ブドウ球菌 (CNS) かの区別がつくこともある．黄色ブドウ球菌が推定されたとしても MSSA か MRSA かは鑑別できないので，培養液から PCR を行ったり，分離培養後に薬剤感受性検査を行い分類する．

（VRE）が蔓延する状況で *vanA* などのバンコマイシン耐性遺伝子の VRE から黄色ブドウ球菌への伝達により検出されるリスクが高くなる．VRSA は 2002 年に米国で初めて分離され，これまでに全世界で十数例の報告があるが，日本での報告はない．

■薬剤感受性の特徴

①薬剤耐性菌：

- メチシリン感性黄色ブドウ球菌（MSSA）：ペニシリン系薬以外の β-ラクタム系薬のほとんどに感性．ペニシリナーゼの産生がなければペニシリン系薬も感性になる．
- メチシリン耐性黄色ブドウ球菌（MRSA）：ペニシリン系薬やセフェム系薬を含む β-ラクタム系薬すべてに耐性．一般に抗MRSA薬とよばれるバンコマイシン（VCM）やテイコプラニン（TEIC），ダプトマイシン（DAP），リネゾリド（LZD）には感性．
- バンコマイシン耐性黄色ブドウ球菌（VRSA）：VCM に耐性であり，同じ系統の TEIC も耐性のことがある．

DAP や LZD は薬剤感受性検査の結果によるが耐性になることは少ない．

②主な薬剤耐性機序：

- β-ラクタマーゼの産生：黄色ブドウ球菌のうち 90％以上は β-ラクタマーゼを産生する．産生される β-ラクタマーゼはペニシリナーゼで，ペニシリンを特異的に分解し，ベンジルペニシリン（PCG）やアンピシリン（ABPC），ピペラシリン（PIPC）に耐性となるが，セファゾリン（CEZ）やセフトリアキソン（CTRX）は分解が進まないので耐性化しない．
- PBP（ペニシリン結合タンパク）変異による親和性低下：黄色ブドウ球菌の 30〜50％を占める MRSA は，PBP-2' という変異したタンパク質を細

胞壁に作り出すことで，ナフシリンやセファロリン（日本発売なし）以外のβ-ラクタム系薬との親和性が低下し耐性となる．MRSAは主にMSSAに*mecA*遺伝子がカセット状に取り込まれることで発生し，β-ラクタム系薬に耐性を示す．β-ラクタム系薬のほか，マクロライド系薬，テトラサイクリン系薬，キノロン系薬など複数の交差耐性をもつため治療に難渋する．

・**マクロライド誘導耐性**：もともとクリンダマイシン（CLDM）に感性だが，潜在的な耐性機序をもつ（*erm*遺伝子）ことで，クリンダマイシンの耐性化が誘導される．感性でありながら，使い続けることで治療に失敗することがある．

・**バンコマイシン耐性（低感受性）黄色ブドウ球菌（VRSA，VISA）**：MRSAの第一選択薬であるバンコマイシン（VCM）に耐性となるため治療に非常に難渋する．

③**病原因子**：黄色ブドウ球菌はさまざまな毒素を産生することが知られている．主な毒素は以下の通りである．
・**コアグラーゼ**：血液を凝固させてフィブリンを形成する．
・**プロテインA**：免疫による菌の排除を阻害する．
・**エンテロトキシン**：外毒素を産生して下痢や嘔吐を引き起こす．食中毒の原因となる．
・**表皮剥離毒素**：スーパー抗原の一つで表皮剥離させる．
・**TSST-1**：スーパー抗原の一つで，毒素性ショックを起こす．
・**パントンバレンタインロイコシジン（PVL）**：白血球を傷害し菌の排除に抵抗する．欧米ではPVL産生菌による集団感染が問題になっている．
・**ヘモリジン**：赤血球を溶血させ菌の排除に抵抗する．

ポイント
・血液培養から検出された場合は全例で心エコーの実施を検討する
・抗菌薬の選択にかかわるため，検出菌がMSSAなのかMRSAなのか，できるだけ早く報告する

抗菌薬の選択

①MSSA（β-ラクタマーゼ陰性または*blaZ*陰性）：ベンジルペニシリン（PCG），アンピシリン（ABPC）など．
②MSSA（β-ラクタマーゼ陽性または*blaZ*陽性）：セファゾリン（CEZ）〔臓器移行性を考えてセフトリアキソン（CTRX）を使用することもある〕．
③MRSA：バンコマイシン（VCM），テイコプラニン（TEIC），ダプトマイシン（DAP），リネゾリド（LZD）などの抗MRSA薬を中心に薬剤感受性検査の成績を参考にする．
④VRSA：薬剤感受性検査において感性と判断された抗菌薬を使用する．

2 腸球菌

Enterococcus spp.

■ 細菌の特徴

ヒトの腸管内の常在菌の一つで，菌血症，尿路感染症，感染性心内膜炎，腹腔内感染症，創傷感染症などのさまざまな感染症を引き起こす．*Enterococcus* 属は 22 菌種が存在するが，臨床材料からは *Enterococcus faecalis*，*E. faecium* の検出が多い．

バンコマイシン耐性腸球菌（vancomycin resistant enterococci：VRE）感染症は五類感染症（全数把握）の届け出が必要である．

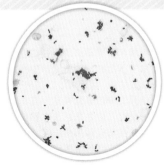

血液培養で検出された腸球菌
（グラム染色像）
グラム陽性球菌で円形～楕円形であり，短連鎖を形成することもある．

■ 細菌の検出状況

JANIS 検査部門 2020 年の年報では，血液培養検出菌のうち，*E. faecalis* は 3.1 %，*E. faecium* は 2.5%．尿培養からは，*E. faecalis* は大腸菌に次いで多く 9.1%，*E. faecium* は 3.1%検出されていた．また，VRE は，2,167 医療機関のうち 208 医療機関（9.6％）から検出されていた．

■ 薬剤感受性の特徴

腸球菌は全般的にセフェム系薬，カルバペネム系薬に対する感受性が低い．*E. faecalis* はペニシリン感性株が多いが，*E. faecium* はペニシリンを含め多くの抗菌薬に耐性を示しやすい．VRE は vanA 型はバンコマイシン（VCM），テイコプラニン（TEIC）の両方に耐性，vanB 型は TEIC に感性を示す．*E. casseliflavus*，*E. gallinarum* などは染色体性 *vanC* 遺伝子を保有し，バンコマイシン軽度耐性（自然耐性）である．

> **ポイント** ・vanB は VCM のみ耐性，vanA は VCM と TEIC の両方に耐性

抗菌薬の選択

菌種と VRE か否かによって抗菌薬を使い分ける．
① *E. faecalis*：アンピシリン（ABPC）が第一選択．
② *E. faecium*：薬剤感受性検査結果に基づき抗菌薬を選択．スルバクタム/アンピシリン（SBT/ABPC），バンコマイシン（VCM）など．
③ VRE：リネゾリド（LZD）．

③ 肺炎球菌

Streptococcus pneumoniae

■ 細菌の特徴

　莢膜を有するグラム陽性双球菌で，自己融解酵素を産生するため，培養菌は中央が陥没する特徴的な集落を形成する．健常人の口腔内や上気道の常在菌である．市中肺炎での分離頻度が高く，肺炎，敗血症，髄膜炎，中耳炎などのさまざまな感染症を引き起こす．

　侵襲性肺炎球菌感染症（髄液，血液，その他無菌材料から検出）は五類感染症の全数把握，ペニシリン耐性肺炎球菌（penicillin resistant *S. pneumoniae*：PRSP）感染症は基幹定点の届け出が必要である．

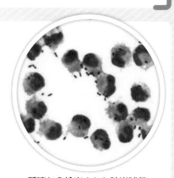

髄液から検出された肺炎球菌
（グラム染色像）
莢膜を有するグラム陽性双球菌．

■ 細菌の検出状況

　JANIS検査部門2020年の年報では，髄液培養検出菌の1.6％が *S. pneumoniae* で，その他の検査材料（血液検体，呼吸器系検体，尿検体）では検出率上位15菌種には掲載されていなかった．ペニシリン耐性率は髄液検体で33％，それ以外の検体では0.8％であった．PRSPは，2,167医療機関のうち1,257医療機関（58.0％）から検出されていた．

■ 薬剤感受性の特徴

　PRSPの判定はペニシリンのMIC値により判定する．ブレイクポイントは表1のとおりである．

表1　肺炎球菌のペニシリンのブレイクポイント

(µg/mL)

疾患・投与経路	S（感性）	I（中間）	R（耐性）
非髄膜炎（静注）	≦2	4	≧8
非髄膜炎（経口）	≦0.06	0.12〜1	≧2
髄膜炎（静注）	≦0.06		≧0.12

ポイント

・PRSPの判定基準は非髄膜炎（ペニシリン経口／静注）と髄膜炎で異なるため，判定には注意が必要

抗菌薬の選択

　外来，入院や重症度により最適な抗菌薬を選択する．
①外来患者：クラブラン酸/アモキシシリン（CVA/AMPC），レボフロキサシン（LVFX）．
②一般入院患者：スルバクタム/アンピシリン（SBT/ABPC），セフォタキシム（CTX），セフトリアキソン（CTRX），レボフロキサシン（LVFX）．
③入院患者（ICU等），PRSP（疑い含む）：メロペネム（MEPM），タゾバクタム/ピペラシリン（TAZ/PIPC），バンコマイシン（VCM）．

4 インフルエンザ菌

Haemophilus influenzae

■ 細菌の特徴

Haemophilus 属菌の多くは上気道の常在菌で，*H. influenzae* は髄膜炎，敗血症，肺炎，中耳炎など多くの疾患の原因菌となる．感染は小児で多く，特に血清型 b 型菌（Hib）は発症頻度が高いことが知られている．侵襲性インフルエンザ菌感染症（髄液，血液，その他無菌材料から検出）は五類感染症の全数把握の届け出が必要である．

インフルエンザ菌のなかで BLNAR（β-ラクタマーゼ非産生アンピシリン耐性）は，耐性菌として注意が必要である．

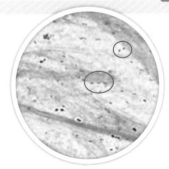

喀痰から検出されたインフルエンザ菌（グラム染色像）

グラム陰性小桿菌（円内）がインフルエンザ菌，グラム陽性球菌は肺炎球菌．

■ 細菌の検出状況

JANIS 検査部門 2019 年の年報では，呼吸器系検体の 2.1％（検出頻度 11 位）で検出されていたが，2020 年では検出菌上位 15 菌種に入っていなかった．それ以外の検査材料でも上位検出菌ではなかった．JANIS では BLNAR の分離頻度は集計されていないが，*H. influenzae* のアンピシリン（ABPC）耐性率は 41.1％だった．

■ 薬剤感受性の特徴

インフルエンザ菌では薬剤耐性菌として，BLPAR（β-ラクタマーゼ産生アンピシリン耐性）と BLNAR を検出することが重要である．BLPAR と BLNAR の判定はアンピシリンの耐性が基準となり，β-ラクタマーゼ産生の有無で決定する．BLNAR の場合は，ペニシリン結合タンパクが変異することによって耐性化したものなので，β-ラクタマーゼ阻害薬を配合したペニシリンであっても効果は期待できない．

ポイント
- BLPAR，BLNAR 判定のための β-ラクタマーゼ試験はニトロセフィン法（推奨）またはアシドメトリー法で行う．ニトロセフィン法は 1 分以内に陽性となったものを陽性とする

抗菌薬の選択

① BLPAR：β-ラクタマーゼ阻害薬配合ペニシリン〔アモキシシリン/クラブラン酸（AMPC/CVA）〕．
② BLNAR：β-ラクタマーゼ阻害薬を配合したペニシリンの効果は期待できない．第 3 世代セファロスポリン〔セフォタキシム（CTX），セフトリアキソン（CTRX）など〕を使用する．

5 アシネトバクター属

Acinetobacter spp.

■ 細菌の特徴

自然環境中に広く生息する菌で，ヒトの皮膚などにも常在している．*Acinetobacter* 属は 30 以上の菌種があり，感染症原因菌としては *Acinetobacter baumannii* が最も多い．通常健常な人に感染症を引き起こすことはほとんどないが，病院環境における易感染患者，特に，人工呼吸器を使用している患者では，血流感染や人工呼吸器関連肺炎を引き起こすことが知られている．

多剤耐性アシネトバクター（multidrug-resistant *Acinetobacter* spp.：MDRA）感染症は五類感染症（全数把握）

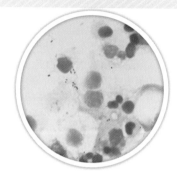

喀痰培養で検出された *Acinetobacter* 属（グラム染色像）

グラム陰性桿菌に分類されるが，球桿菌状の形態をとる．

に指定されている．表 1 に，MDRA の判定基準（感染症法）を示す．

■ 細菌の検出状況

JANIS 検査部門 2020 年の年報では，*Acinetobacter* 属は入院患者の 0.94％から分離されており，2014 年（1.33％）をピークに減少傾向である．また，MDRA 新規分離患者数は 2015 年の 143 人をピークに 2020 年は 92 人と減少している．MDRA 新規感染患者数は全入院患者部門で集計され，毎年 10 名以下で 2020 年は 2 人（呼吸器系検体 1 人，その他検体 1 人）であった．

表 1　MDRA の判定基準（感染症法）

薬 剤	微量液体希釈法	ディスク拡散法
① IPM（イミペネム）	≧16 μg/mL	≦13 mm
② AMK（アミカシン）	≧32 μg/mL	≦14 mm
③ CPFX（シプロフロキサシン）	≧4 μg/mL	≦15 mm

＊①，②，③の基準を同時に満たす *Acinetobacter* 属菌を MDRA とする．
＊IPM 以外のカルバペネム系薬が耐性の場合も①の基準を満たすものとする．
＊CPFX 以外のフルオロキノロン系薬が耐性の場合も③の基準を満たすものとする．

■ 薬剤感受性の特徴

① **耐性菌の概要**：わが国は海外に比べて多剤耐性アシネトバクター（MDRA）の分離率が極めて低く，全般的には各種系統の抗菌薬に80％以上の感性を保っている．世界的には2000年頃から急速に薬剤耐性化が進んでおり，いくつかの耐性メカニズムを獲得することにより緑膿菌のような多剤耐性菌が出現している．病院環境では，MDRAの出現により治療に難渋し，院内アウトブレイク事例も報告されている．

② **薬剤感受性の傾向**：世界における *Acinetobacter* 属のカルバペネム耐性率は，英国55％，米国67％，韓国70％と非常に高率だが，わが国は1％以下と極めて少ない．非常にまれな分離であるが，院内感染警告菌として監視体制は必要である．

各種薬剤感受性において90％以上の感性を保つ薬剤は，スルバクタム/アンピシリン（SBT/ABPC），イミペネム/シラスタチン（IPM/CS），メロペネム（MEPM），アミカシン（AMK）であり，続いて，タゾバクタム/ピペラシリン（TAZ/PIPC），セフタジジム（CAZ），セフェピム（CFPM），ゲンタマイシン（GM），レボフロキサシン（LVFX）も85％以上の感性を示す．

ポイント ・MDRA検出は即報告を!! 保菌か？ 感染か？ まず判断

抗菌薬の選択

①カルバペネム系薬〔メロペネム（MEPM），イミペネム/シラスタチン（IPM/CS），ドリペネム（DRPM）〕．

②スルバクタム/アンピシリン（SBT/ABPC）は，国内では感受性を有することが多い．

③多剤耐性株にはコリスチン（CL），チゲサイクリン（TGC）も選択．

6 緑膿菌

Pseudomonas aeruginosa

■ 細菌の特徴

典型的な日和見病原細菌の一つで，水まわりを好み，土壌，淡水，海水などの自然界や生活環境に一般的に生息する．健常者には病原性を発揮しないが，病院環境ではさまざまな感染症を引き起こすことが知られ，カテーテルや気管挿管，外科的手術などの医療行為によって感染を起こす．また，火傷や外傷などで皮膚バリアが失われることにより感染が成立しやすくなる．さらに，局所の感染に続く敗血症などの全身感染では，重篤化し致死率も高くなる．

多剤耐性緑膿菌（multidrug-resistant *Pseudomonas aeruginosa*：MDRP）感染

浸出液から検出された緑膿菌（グラム染色像）
グラム陰性桿菌．ムコイド型の菌株の場合は菌体周囲にグラム陰性に染まる厚い多糖体が観察される．

症は五類感染症（基幹定点）に指定されている．前項（アシネトバクター属）のMDRAの判定基準を満たす緑膿菌をMDRPとする．

■ 細菌の検出状況

JANIS検査部門2020年の年報では，*P. aeruginosa*は検体提出された全入院患者のうち7.0%より分離されており，過去5年間の分離率に変化はみられない．ICU部門2020年報の人口呼吸器関連肺炎原因菌としては15.7%と最も多く検出され，尿路感染症原因菌としては11.8%と大腸菌に次いで検出されている．一方，NICU部門2020年報では，発症患児数807人中26例（3.2%）と分離率は低い．

JANIS検査部門の年次推移では，MDRP検出患者数は年報集計が開始された2008年から毎年減少傾向である．さらに，MDRP新規感染患者も，JANIS全入院患者部門で2019年まで毎年減少しているが，2020年は横ばいであった．また，カルバペネム耐性緑膿菌の分離率も2008年から2017年まで毎年減少し，2018年以降は大きな変動は認められない．

■ 薬剤感受性の特徴

① **耐性機構の概要**：緑膿菌には本来もっていた耐性（自然耐性）と，後天的に獲得した耐性（獲得耐性）がある．これらが分離菌により複雑に組み合わさることで，多様な薬剤耐性パターン

を示す．図1に，緑膿菌のもつ複数の薬剤耐性メカニズムを示す．
○**内因性の獲得耐性機構（染色体性）**
・薬剤不活化酵素の産生：広域セフェム系薬耐性

図1　緑膿菌の薬剤耐性メカニズム

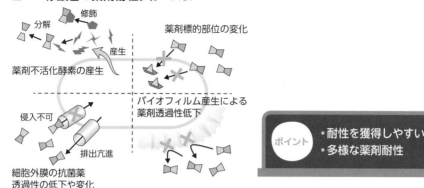

ポイント
- 耐性を獲得しやすい
- 多様な薬剤耐性

- 薬剤標的部位の変化：キノロン系薬耐性
- D2 ポーリン減少など細菌外膜の抗菌薬透過性の低下や変化：イミペネム（IPM）耐性
- 薬剤排出ポンプの機能亢進：キノロン系薬耐性
- アルギン酸莢膜多糖を主成分とするバイオフィルム産生による薬剤浸透性低下

○後天的な獲得耐性機構（プラスミド性）
- IMP型メタロ β-ラクタマーゼ*の産生：広域セフェム系薬・カルバペネム系薬耐性
  * Ambler のクラス B に属し，酵素活性の中心に亜鉛を有するためメタロ β-ラクタマーゼとよばれている．
- 修飾不活化酵素の産生：アミノ配糖体系薬耐性

D2 ポーリン減少と IMP型メタロ β-ラクタマーゼ産生を併せ持つ株は IPM に対して高度耐性を示し，院内感染対策の点で重要である．わが国での IMP型メタロ β-ラクタマーゼ産生菌の割合は，現時点では 1％程度と推定されているが，その動向が注視されている．

② 薬剤感受性の傾向：緑膿菌の薬剤感受性は診療科，検査材料，施設や地域により異なることがある．分離菌の耐性獲得は，薬剤感受性検査を実施し判断する．JANIS では，抗緑膿菌作用をもつピペラシリン（PIPC），アミカシン（AMK），セフタジジム（CAZ），セフェピム（CFPM），イミペネム（IPM），メロペネム（MEPM），レボフロキサシン（LVFX）などが 80％以上の感性率を保持している．

抗菌薬の選択

薬剤感受性検査結果に基づき抗菌薬を選択する．
① 第一選択薬：ピペラシリン（PIPC），タゾバクタム/ピペラシリン（TAZ/PIPC），セフタジジム（CAZ），セフェピム（CFPM），イミペネム/シラスタチン（IPM/CS），メロペネム（MEPM），シプロフロキサシン（CPFX）．
② 重症感染症：セフェピム（CFPM）＋トブラマイシン（TOB）または，セフェピム（CFPM）＋シプロフロキサシン（CPFX）．
③ 高度な耐性菌：コリスチン（CL）の選択や併用療法を考慮．

7 腸内細菌目細菌

MBL 産生菌, ESBL 産生菌, AmpC 産生菌, CRE, KPC 産生菌, NDM-1 産生菌

■ 細菌の特徴

　腸内細菌目細菌は，ヒトや動物の腸管内，土壌，医療機関内など環境中に広く分布するグラム陰性桿菌である．免疫不全患者やがん患者，デバイス挿入患者，手術後の患者に，日和見感染症や医療関連感染症として，尿路感染症，院内肺炎・人工呼吸器関連肺炎，手術部位感染症，敗血症などを引き起こすことがある．

　近年では，薬剤耐性腸内細菌目細菌の増加が懸念されており，2001 年にはトルコで新規のカルバペネマーゼ（カルバペネム分解酵素）である OXA-48 産生 *Klebsiella pneumoniae* が，2009 年にはインドで新規のメタロ β-ラクタマーゼ（MBL）である NDM-1 産生 *K. pneumoniae* が分離されている．

　これらを受け，2013 年に米国疾病予防管理センター（Centers for Disease Control and Prevention：CDC）では，カルバペネム耐性腸内細菌目細菌（CRE）による感染症の増加に対して早急な対応が必要であるとの警告を発した．わが国においては，2014 年 9 月に CRE 感染症が感染症法に基づく五類感染症（全数把握）となり，監視体制を強化した．

　腸内細菌目細菌の耐性メカニズムの多くは，プラスミド性に耐性を獲得する．染色体上にコードされている遺伝子とは異なり，プラスミドは同一菌種だけでなく菌種を超えて耐性遺伝子を伝達することができるため，接触感染により院内感染を起こす可能性がある．そのため，早期検出と接触感染予防策が重要である．表 1 に腸内細菌目細菌がプラスミド性に獲得する β-ラクタマーゼを示す．

　Ambler の分類は，β-ラクタマーゼの

表1　プラスミド性β-ラクタマーゼの分類

Amblerの分類	β-ラクタマーゼの種類	基質となる薬剤	保有遺伝子型	伝達形式
Class A	ペニシリナーゼ（ESBL）	ペニシリン系	CTX SHV TEM KPC* GES*	プラスミド性
Class B	メタロβ-ラクタマーゼ（MBL）	カルバペネム系	IMP* VIM* NDM*	プラスミド性
Class C	セファロスポリナーゼ（AmpC）	セフェム系	CIT CMY DHA	染色体性 プラスミド性
Class D	オキサシリナーゼ（OXA）	オキサシリン系	OXA-48*	多くは プラスミド性

*カルバペネマーゼ遺伝子

アミノ酸配列の違いにより Class A から Class D に分類したものである．Class A に属する代表的な β-ラクタマーゼは基質拡張型 β-ラクタマーゼ（ESBL）であり，保有する遺伝子型には CTX 型，SHV 型，TEM 型がある．KPC 型や GES 型はカルバペネマーゼ遺伝子であるが，アミノ酸配列から Class A に属している．腸内細菌目細菌が産生する主なカルバペネマーゼは，Class A に属する KPC 型，GES 型，Class B に属する IMP 型，VIM 型，NDM 型，さらに Class D に属する OXA-48 型に分類される．

日本国内においては IMP 型メタロ β-ラクタマーゼ産生株が多く，海外で問題となっている NDM 型や VIM 型メタロ β-ラクタマーゼ産生株，KPC 型カルバペネマーゼ産生株の分離は，まだまれである．

■ 細菌の検出状況

① ESBL 産生菌：ESBL 産生菌の多くは，第 3 世代セファロスポリン系薬に耐性を示すため，セフォタキシム（CTX）耐性を指標にする．JANIS 検査部門 2020 年の年報では，*Escherichia coli* の CTX 耐性率は 28.3％，*K. pneumoniae* は 11.0％となっており，ESBL 産生菌も同様の検出状況と考えられる．最近では，入院のみならず外来からの検出も増加しているため，注意が必要である．

② AmpC 産生菌：明確な判定基準がないため一般的に微生物検査室から報告していない．山崎らは，*E. coli, K. pneumoniae, Klebsiella oxytoca, Proteus mirabilis* を対象に PCR でプラスミド性 AmpC を調査した結果，*E. coli* 2.1％，*K. pneumoniae* 0.2％，*K. oxytoca* 0％，*P. mirabilis* 0.9％であったと報告している．

③ CRE および CPE：CRE は，JANIS 検査部門 2020 年の年報では，*E. coli* と *K. pneumoniae* のイミペネム（IPM）またはメロペネム（MEPM）耐性率は 0.4％以下である．

染色体性に AmpC を保有する *Enterobacter cloacae, Klebsiella aerogenes, Citrobacter freundii, Serratia marcescens* は，IPM 耐性率が 0.3〜2.2％，MEPM 耐性率が 0.2〜1.0％である．

P. mirabilis, Proteus vulgaris および *Morganella morganii* は IPM に対して耐性傾向を示す（自然耐性）．

カルバペネマーゼ産生菌（CPE）は，JANIS による統計調査は行われておらず，全国規模のデータはない．

■ 薬剤感受性の特徴

腸内細菌目細菌は，ペニシリン系薬，セフェム系薬およびカルバペネム系薬である β-ラクタム系薬を加水分解する産生酵素の種類から，① ESBL 産生菌，② AmpC 産生菌，③ CRE，④ CPE に分類される（図 1）．

① ESBL 産生菌：ペニシリン系薬，セファロスポリン系薬（第 1 世代〜第 4 世代）を加水分解する．一方，オキサセフェム系薬やセファマイシン系薬およびカルバペネム系薬は分解することができない．

米国臨床検査標準協議会（CLSI）で検出対象となっている菌種は，*E. coli, K. pneumoniae, K. oxytoca, P. mirabilis* の 4 菌種である．

図1　β-ラクタマーゼと薬剤感受性の関係

抗菌薬の系統	抗菌薬	抗菌活性	ESBL	AmpC	MBL	KPC	OXA-48
ペニシリン	ABPC	弱					
第1世代セファロスポリン	CEZ						
第2世代セファロスポリン	CTM						
セファマイシン	CMZ						
オキサセフェム	FMOX						
第3世代セファロスポリン	CTX / CAZ						
第4世代セファロスポリン	CFPM						
カルバペネム	IPM / MEPM	強					

耐性 ／ 感性または耐性

② AmpC 産生菌：セファロスポリナーゼを過剰産生し，ペニシリン系薬，セファロスポリン系薬（第1世代～第3世代）に耐性を示す．ESBL 産生菌と異なりセファマイシン系薬とオキサセフェム系薬に耐性を示し，第4世代セファロスポリン系薬に感性を示すことが特徴である．

AmpC を染色体上に保有する菌種（*Enterobacter* 属や *Citrobacter* 属など）とプラスミド上に保有する菌種（*E. coli* や *Klebsiella* 属）があり，後者は院内感染対策上問題となる．

③ CRE：カルバペネマーゼ分解酵素の産生の有無にかかわらず，薬剤感受性検査の MIC 値でカルバペネム系薬耐性と判定された腸内細菌目細菌である．

2014年9月にカルバペネム耐性腸内細菌目細菌感染症は，感染症法に基づく五類感染症（全数把握）に追加された．届出基準は，①メロペネム（MEPM）の MIC 値が $2\,\mu g/mL$ 以上，または MEPM の感受性ディスク（KB）の阻止円直径が22 mm 以下の場合，②イミペネム（IPM）の MIC 値が $2\,\mu g/mL$ 以上，または IMP の感受性ディスクの阻止円直径が22 mm 以下かつセフメタゾール（CMZ）の MIC 値が $64\,\mu g/mL$ 以上，または CMZ の感受性ディスクの阻止円直径が12 mm 以下の場合である．

④ CPE：カルバペネマーゼを産生する腸内細菌目細菌である．カルバペネム系薬は β-ラクタム系薬のなかで最も優れた抗菌作用を示すため，カルバペネム系薬に耐性を示す場合は，それよりも抗菌作用の弱いペニシリン系薬，セフェム系薬のすべてに耐性を示す．しかし，耐性遺伝子の発現量や遺伝子型によっては，カルバペネム系薬に耐性を示さないことがあるため注意が必要である．特に，OXA-48 型カルバペネマーゼは，カルバペネム系薬の分解能が弱いため，感性に出ることが多い．CRE と CPE の関係を図2に示す．① CRE でもカルバペネマーゼ非産生菌（non-CPE）が存在し，② CPE で

図 2　CRE と CPE の関係（CRE≠CPE）

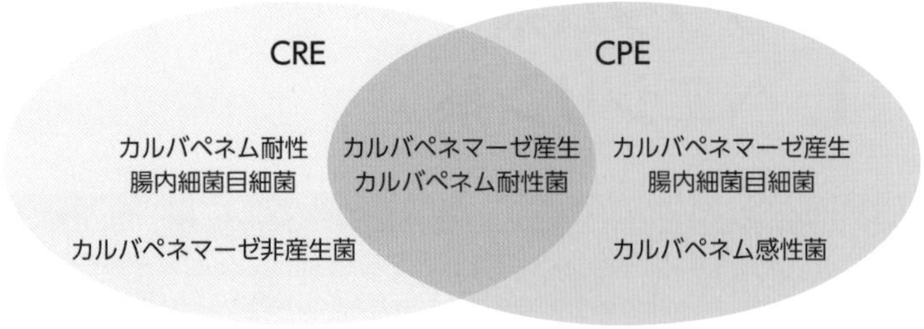

```
        CRE                    CPE

  カルバペネム耐性     カルバペネマーゼ産生     カルバペネマーゼ産生
  腸内細菌目細菌       カルバペネム耐性菌       腸内細菌目細菌

  カルバペネマーゼ非産生菌                      カルバペネム感性菌
```

もカルバペネム感性菌（non-CRE）が存在する．また，③ CPE と CRE 両方の性質を併せ持つカルバペネマーゼ産生カルバペネム耐性腸内細菌目細菌の 3 パターンがあり，必ずしも CRE＝CPE ではない．

CPE が保有するカルバペネマーゼ遺伝子型は，KPC, GES, IMP, VIM, NDM, OXA-48 であり，これらは薬剤感受性検査で鑑別することはできず，PCR 検査による耐性遺伝子の同定が必要である．わが国で検出される CPE の 90％以上は IMP 型メタロβ-ラクタマーゼ産生菌である．

ポイント
- 国内のカルバペネマーゼの 90％以上は，IMP 型メタロβ-ラクタマーゼ
- プラスミド性の耐性遺伝子保有菌は感染対策が必要

抗菌薬の選択

①ESBL 産生菌：血液培養で検出された場合の第一選択はカルバペネム系薬である．治療効果は最も優れている．セファマイシン系薬やオキサセフェム系薬は薬剤感受性検査で感性と判定されるが，臨床的な使用についての報告は乏しい．

②AmpC 産生菌：重症例での第一選択はカルバペネム系薬である．in vitro で第 4 世代セファロスポリン系薬に感性であっても，inoculum effect（菌量が多くなると MIC 値が上がる）があり，菌量が多い場合は治療中に耐性となり，臨床的に治療抵抗性となる場合がある．

③CRE，CPE：β-ラクタム系薬以外の薬剤にも耐性であることが多く，治療の選択肢は限られている．現時点ではコリスチン（CL），チゲサイクリン（TGC）が使用可能な薬剤として期待されている．

1) 松本哲哉編：臨床微生物学. p127-149, 医歯薬出版, 2017.
2) 山崎勝利ほか：2011 年に臨床材料から分離したプラスミド性 AmpC β-lactamase 産生腸内細菌の調査. 日臨微誌, 23：194-202, 2013.
3) 日本感染症学会編：多剤耐性菌感染症における化学療法の治療戦略. 感染症専門医テキスト. 改訂第 2 版, p325-354, 南江堂, 2017.

1 β-ラクタム系
1. ペニシリン系

代表的な抗菌薬　ベンジルペニシリン（注射剤），アンピシリン（注射剤，経口剤），スルバクタム/アンピシリン（注射剤），アモキシシリン（経口剤），クラブラン酸/アモキシシリン（経口剤），タゾバクタム/ピペラシリン（注射剤）

■ 主な特徴

細菌の細胞壁を合成する酵素であるペニシリン結合タンパク（PBP）に結合し，その酵素活性を阻害することによって抗菌力を発揮する．ペニシリン系は抗菌活性の観点から，以下の4つの系統に大別できる．

① グラム陽性菌に主に活性を有するもの（例：ベンジルペニシリン）．

② グラム陽性菌に加え，大腸菌やインフルエンザ菌などの一部のグラム陰性菌にも活性を有するもの（例：アンピシリン）．

③ グラム陽性菌と一部のグラム陰性菌に加え，緑膿菌にも抗菌活性を有するもの（例：ピペラシリン）．

④ β-ラクタマーゼ阻害剤を配合したもの（例：スルバクタム/アンピシリン）．

注射剤と経口剤の剤形が承認されているが，生物学的利用率は高くない上に，経口剤は承認されている投与量が注射剤に比べて少ないので，達成される血中濃度に大きな差があることに注意が必要である．

ペニシリン系への耐性機序としては，β-ラクタマーゼによる加水分解および，標的部位であるPBPの変異がある．

各種臓器・組織移行性として，腎・尿路系，肝・胆道系への移行が良好である．安全性が高く注射剤で高用量を用いることができるため，高い血中濃度が達成できる．そのため，髄液は移行性が良くないものの，十分な薬剤濃度が達成できる．

ペニシリン系は半減期が短く，抗菌活性は時間依存型（血中濃度が細菌のMICを超えている時間が長いほど有効）であるため，1回量をやみくもに増量するのではなく，1日の投与回数を多くすることが推奨されている．

■ 抗菌スペクトル

黄色ブドウ球菌，腸球菌，肺炎球菌などのグラム陽性菌に主に抗菌活性を有する．また，ピペラシリンは緑膿菌にも抗菌活性を有する．

一方で，PBPの変異を獲得したMRSA（メチシリン耐性黄色ブドウ球菌），BLNAR（β-ラクタマーゼ非産生アンピシリン耐性インフルエンザ菌），PRSP（ペニシリン耐性肺炎球菌），あるいはβ-ラクタマーゼを産生する細菌・株（黄色ブドウ球菌，肺炎桿菌，緑膿菌など）には無効である．ただし，β-ラクタマーゼ産生株には阻害剤を配合したペニシリンが有効な場合があり，タゾバクタムは基質拡張型β-ラクタマーゼ（ESBL）を阻害するため，タゾバクタム/ピペラシリン

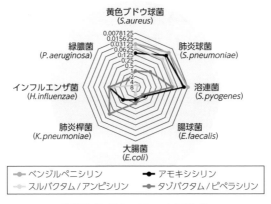

（各薬剤インタビューフォームより作成）

は，ESBL 産生菌にも抗菌活性を有する．

　細胞壁をもたないマイコプラズマや，細胞内寄生菌であるレジオネラや *Salmonella* 属菌に対しては無効である．例外として，*Listeria* 属菌（細胞内寄生菌）による髄膜炎にはアンピシリンが用いられる．

■ 主な副作用

　副作用としては，アナフィラキシーショック（即時型アレルギー）が代表的で，頻度は決して高くないが投与時には注意が必要である．その他，下痢，発疹，肝機能障害などが報告されている．伝染性単核球症の患者に投与すると重篤な薬疹が出現するため禁忌となっている．

その他，気をつけること

注射剤において，ベンジルペニシリンにはカリウムが，アンピシリンにはナトリウムが多く含まれる．感染性心内膜炎などに対し高用量で投与する際には，心不全等の基礎疾患や電解質の値に注意が必要である．

＊先発医薬品は一般名とは別に商品名が付けられているが，後発医薬品の商品名は原則一般名と同じである．
ベンジルペニシリン（PCG，注射用ペニシリン G カリウム）／アンピシリン（ABPC，ビクシリン® 注射用，ビクシリン® カプセル）／スルバクタム/アンピシリン（SBT/ABPC，ユナシン®-S 静注用）／アモキシシリン（AMPC，サワシリン® カプセル）／クラブラン酸/アモキシシリン（CVA/AMPC，オーグメンチン® 配合錠）／タゾバクタム/ピペラシリン（TAZ/PIPC，ゾシン® 静注用）

1 β-ラクタム系
2. セフェム系

代表的な抗菌薬 セファゾリン（注射剤），セファレキシン（経口剤），セフォチアム（注射剤），セフメタゾール（注射剤），セフトリアキソン（注射剤），セフジトレン ピボキシル（経口剤），セフタジジム（注射剤），セフェピム（注射剤）

■ 主な特徴

細菌の細胞壁を合成する酵素であるペニシリン結合タンパク（PBP）に結合し，その酵素活性を阻害することによって抗菌力を発揮する．セフェム系はセファロスポリン系，セファマイシン系およびオキサセフェム系の総称であり，開発時期に基づく世代分類と抗菌活性の観点から以下の通りに分けられる．

① **第1世代**：グラム陽性菌，特にブドウ球菌に対して活性を有する（例：セファゾリン，セファレキシン）．

② **第2世代**：ブドウ球菌に加え，大腸菌やインフルエンザ菌などの一部のグラム陰性菌にも活性を有するもの（例：セフォチアム）と，さらに一部の嫌気性菌にも活性を有するもの（例：セフメタゾール）に大別される．

③ **第3世代**：グラム陽性菌とグラム陰性菌（特に，肺炎球菌とインフルエンザ菌）に活性を有し，緑膿菌には活性を有さないもの（例：セフトリアキソン，セフジトレン ピボキシル）と，主にグラム陰性菌（特に緑膿菌）に活性を有し，グラム陽性菌に活性を有さないもの（例：セフタジジム）に大別される．

④ **第4世代**：グラム陽性菌，陰性菌（特に緑膿菌）に対し幅広く活性を有する（例：セフェピム）．

セフェム系への耐性機序としては，β-ラクタマーゼによる加水分解および，標的部位であるPBPの変異がある．

各種臓器・組織移行性として，腎・尿路系，肝・胆道系への移行はおおむね良好である．その他の部位への移行性は種類によって大きく異なり，代表的な例として髄液への移行性は，第1世代は不良だが，第3世代は良好である．

生物学的利用率は，第1世代は高いが，第3世代は低い．また，注射剤に比べて経口剤は承認されている投与量が少ないので，達成される血中濃度に大きな差があることに注意が必要である．

セフェム系は半減期が短いものが多く，抗菌活性は時間依存型（血中濃度が細菌のMICを超えている時間が長いほど有効）であるため，1回量をやみくもに増量するのではなく，1日の投与回数を多くすることが推奨されている．

■ 抗菌スペクトル

セフェム系の抗菌スペクトルは種類によって大きく異なる．大まかな傾向として，第1世代はグラム陽性菌に対する抗菌活性が強く，世代が進むにつれグラム陰性菌に対して抗菌スペクトルが拡大されていく．

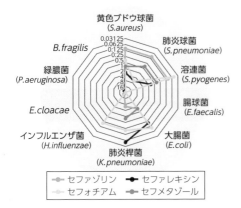

（各薬剤インタビューフォームより作成）

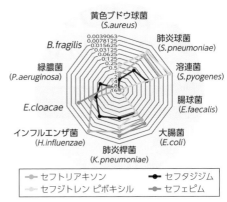

（各薬剤インタビューフォームより作成）

　PBP の変異を獲得した MRSA, セフェム系を分解可能な β-ラクタマーゼを産生する細菌・株には無効である．AmpC 型 β-ラクタマーゼ産生株に対しては第3世代までは無効だが，過剰発現株においては第4世代まで無効となる場合がある．また，ESBL 産生菌はセフェム系の

ほぼ全般が無効だが，セファマイシン系（セフメタゾール）とオキサセフェム系は ESBL に対し安定である．
　セフェム系は総じて腸球菌には無効である．また，細胞壁をもたないマイコプラズマ，細胞内寄生菌のレジオネラにも無効である．

■ 主な副作用

　副作用としては，アナフィラキシーショック（即時型アレルギー）があり，頻度は決して高くないが投与時には注意

が必要である．その他，下痢，発疹，肝機能障害などが報告されている．

その他，気をつけること

- セフトリアキソンはカルシウムを含む輸液との配合により，結晶が臓器に析出することがあるため避ける（特に新生児）．
- 経口セフェム系薬のなかには，吸収率を改善するプロドラッグ化のためのピボキシル基を構造上に有するものがある．ピボキシル基は代謝・排泄過程でカルニチンと結合するためカルニチンの排泄が亢進し，低カルニチン血症に至ることがある．カルニチンは脂肪酸の β 酸化（糖新生）に必要であり，欠乏状態になると低血糖を引き起こすおそれがある．小児（特に乳幼児）では血中カルニチンが少ないため，低カルニチン血症に伴う低血糖症状に注意する．

セファゾリン（CEZ, セファメジン® α 注射用）／セファレキシン（CEX, ケフレックス® カプセル）／セフォチアム（CTM, パンスポリン® 静注用）／セフメタゾール（CMZ, セフメタゾン® 静注用）／セフトリアキソン（CTRX, ロセフィン® 静注用）／セフジトレン ピボキシル（CDTR-PI, メイアクト MS® 錠）／セフタジジム（CAZ, モダシン静注用）／セフェピム（CFPM, 注射用マキシピーム®）

1 β-ラクタム系
3. カルバペネム系

イミペネム/シラスタチン(注射剤), メロペネム(注射剤), ドリペネム(注射剤), ビアペネム (注射剤), テビペネム ピボキシル (経口剤)

■ 主な特徴

細菌の細胞壁を合成する酵素であるペニシリン結合タンパク（PBP）に結合し，その酵素活性を阻害することによって抗菌力を発揮する．グラム陽性菌・陰性菌および各種嫌気性菌に対して幅広い抗菌活性を有する．このことから，各種重症感染症における経験的治療や第一選択の薬剤として位置づけられているほか，耐性菌による難治性の感染症には切り札的に使用される．また，メロペネムは発熱性好中球減少症に保険適用されている．

有効性および安全性が高いことから，過剰使用による耐性菌の出現を抑制するために適正使用が強く求められる薬剤である．そのためには，感染臓器と原因菌の確定に努める必要があり，原因菌の薬剤感受性が判明した際には可能な限り早期に，他の有効な薬剤への変更（definitive therapy）あるいは，狭域スペクトルの薬剤への変更（デ・エスカレーション）が求められる．

経口剤はテビペネム ピボキシルのみ承認されているが，適応は小児のみであり，その使用は限定されている．

各種臓器・組織移行性として，腎・尿路系，肝・胆道系，髄液への移行が良好である．

カルバペネム系は半減期が短く，抗菌活性は時間依存型（血中濃度が細菌のMIC を超えている時間が長いほど有効）であるため，1回量をやみくもに増量するのではなく，1日の投与回数を多くすることが推奨されている．

■ 抗菌スペクトル

グラム陽性菌，陰性菌および嫌気性菌に対して幅広い抗菌活性を有している．

カルバペネム系が無効な細菌として，MRSA（メチシリン耐性黄色ブドウ球菌），MDRP（多剤耐性緑膿菌），MDRA（多剤耐性アシネトバクター），CRE（カルバペネム耐性腸内細菌目細菌），CPE（カルバペネマーゼ産生腸内細菌目細菌），*Stenotrophomonas maltophilia*, *Enterococcus faecium* 等があげられる．

カルバペネム系への耐性機序としては，標的部位である PBP の変異，薬剤排出ポンプの亢進，薬剤の透過性の低下などがあるが，特に，カルバペネム系を加水分解するβ-ラクタマーゼの一種であるカルバペネマーゼの産生が，グラム陰性菌（緑膿菌や腸内細菌目細菌）において問題となっている．一方，その他のβ-ラクタマーゼ（ESBL, AmpC 等）には安定である．

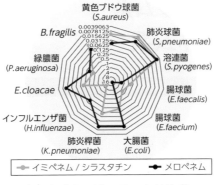

（メロペン® インタビューフォームより作成）

■主な副作用

　副作用としては，アナフィラキシーショック（即時型アレルギー）があり，頻度は決して高くないが投与時には注意が必要である．その他，下痢，肝機能障害などが報告されている．

その他，気をつけること

- 併用によりバルプロ酸の血中濃度が低下し，てんかんの発作が再発することがあるため，バルプロ酸との併用は禁忌である．バルプロ酸が入院患者の持参薬であった場合，電子カルテやオーダリングシステムのチェックから漏れるケースがあるため注意が必要である．
- カルバペネム系薬は，有効性と安全性の観点から非常に優れた薬剤である一方，安易な処方や漫然と長期間使用されることが問題となることがある．そのため，各施設で届出制や許可制の対象薬として管理されることが多い．診療報酬（感染対策向上加算）の要件として，広域抗菌薬が適正に使用されるような体制を整備することが求められている．

イミペネム/シラスタチン（IPM/CS，チエナム®点滴静注用）／メロペネム（MEPM，メロペン®点滴用バイアル）／ドリペネム（DRPM，フィニバックス®点滴静注用）／ビアペネム（BIPM，オメガシン®点滴用）／テビペネム ピボキシル（TBPM-PI，オラペネム®小児用細粒）

β-ラクタム系
4. ペネム系

代表的な抗菌薬 ファロペネム (経口剤)

■ 主な特徴

　ペネム骨格を有するβ-ラクタム系薬で，細菌の細胞壁合成を阻害することで殺菌作用を示す．ESBL（基質拡張型β-ラクタマーゼ）を含むβ-ラクタマーゼ産生菌に対しても抗菌作用を示し，尿路，歯槽などの移行性が高い．主に歯性感染症，ESBL産生菌による膀胱炎などに用いられる．

■ 抗菌スペクトル

　ブドウ球菌，レンサ球菌，肺炎球菌，腸球菌，大腸菌，*Klebsiella*属，*Citrobacter*属，*Enterobacter*属，嫌気性菌の*Peptostreptococcus*属，*Prevotella*属などに対して抗菌作用を示す．また，ESBLを含むβ-ラクタマーゼ産生菌に対しても抗菌作用を示す．

■ 主な副作用

　頻度の高い副作用として，下痢，腹痛，軟便，嘔気などの消化器症状，発疹，肝機能障害，好酸球増多などがある．

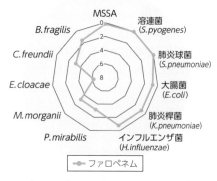

（ファロム®インタビューフォームより作成）

その他，気をつけること

生物学的利用率が低いこと，緑膿菌には無効であることに注意する．相互作用として，イミペネム/シラスタチンとの併用による本薬の血中濃度の上昇，フロセミドとの併用による腎毒性の可能性がある．類似構造を有するカルバペネム系薬がバルプロ酸の血中濃度を低下させるため，本薬も併用注意となっている．その他，一部の尿糖検査で偽陽性を呈すること，直接クームス試験陽性を呈することがあるので注意する．

ファロペネム（FRPM，ファロム®）

β-ラクタム系
5. モノバクタム系

代表的な抗菌薬 アズトレオナム（注射剤）

■ 主な特徴

ラクタム環が単独で存在するβ-ラクタム系薬である．他のβ-ラクタム系薬との交差反応が少なく，β-ラクタム系薬でのアレルギーの場合に代替薬となる．アミノグリコシド系薬との相乗効果を有し，MDRP（多剤耐性緑膿菌）などの多剤耐性グラム陰性桿菌の治療に使用される場合もある．髄液への移行性も高い．

■ 抗菌スペクトル

セフタジジム（セフェム系，p.78 参照）と同様のスペクトルを有し，髄膜炎菌，大腸菌，*Citrobacter* 属，*Klebsiella* 属，*Enterobacter* 属，*Serratia* 属，*Proteus* 属，*Morganella* 属，*Providencia* 属，インフルエンザ菌，緑膿菌に抗菌活性を有する．

■ 主な副作用

頻度の高い副作用には，投与部位の静脈炎，発熱，発疹，肝機能障害，好酸球増多，好中球減少などがある．

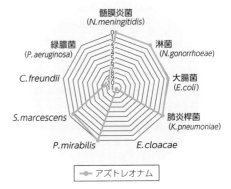

（抗菌薬インターネットブックより作成）

その他，気をつけること

セフタジジムと同一側鎖を有するため，アレルギー歴のある患者では使用を避ける．国内用量と海外用量が異なるため，腎機能正常者では過少投与となる可能性に注意する．主に腎排泄型の薬剤のため，腎機能に応じた減量が必要である．フロセミド（ループ系利尿薬）との併用で腎毒性が増強される可能性がある．また，グラム陽性菌，嫌気性菌には無効である．

アズトレオナム（AZT，アザクタム®）

② グリコペプチド系

代表的な抗菌薬 バンコマイシン（経口剤，注射剤），テイコプラニン（注射剤）

■ 主な特徴

　細胞壁合成酵素の基質である D-アラニル-D-アラニン末端部分に結合することで細胞壁合成を阻害し，細菌の増殖を抑制する．

　バンコマイシンは経口剤と注射剤があるものの，経口剤はほとんど吸収されないため，感染性腸炎と骨髄移植時の消化管内殺菌の適応となる．注射剤は後述する抗菌スペクトルの項の適応をもち，TDM が推奨される．テイコプラニンは注射剤のみであり，バンコマイシンと比較し血中濃度半減期が長く，通常腎機能の場合には 1 日 1 回投与が可能である．定常状態に達するまでに時間を要するため，全例において負荷投与の実施が推奨される．TDM においては，バンコマイシンでは血中濃度時間曲線下面積（AUC）評価でモニタリングを考慮する．AUC 評価と比較して，従来のトラフ評価では臨床効果および安全性の両者を達成する目標設定が困難な場合がある．ただし，低感受性株を選択するリスクを回避するため，少なくともトラフ値 10 μg/mL を維持することが望ましい．特に AUC 評価が推奨される急性腎障害（AKI）発症のリスク因子は，治療開始前から腎機能低下（eGFR＜30 mL/min/1.73 m²），タゾバクタム/ピペラシリン併用，利尿薬併用，ICU 入室，トラフ＞20 μg/mL である．目標 AUC は 400〜600 μg・h/mL とし，PK/PD パラメータとしては AUC/MIC≧400 を目標にする．また，テイコプラニンの TDM ではトラフ濃度は 15〜30 μg/mL を目標とし，重症例や複雑性感染症では 20〜40 μg/mL を目標とすることが推奨されている．詳細は最新の TDM ガイドラインを参照されたい．

■ 抗菌スペクトル

　バンコマイシンの経口剤の適応菌種は，MRSA（メチシリン耐性黄色ブドウ球菌）と *Clostridioides difficile* であり，そのほとんどが後者での使用である．注射剤は MRSA に加え，メチシリン耐性コアグラーゼ陰性ブドウ球菌（MRCNS）と PRSP（ペニシリン耐性肺炎球菌）などのグラム陽性菌に作用する．分子量が大きくグラム陰性菌の外膜を通り抜けることができないため，グラム陰性菌には効果を示さず，テイコプラニンも同様である．適応症も経口剤と注射剤とで一部異なるため，適宜，添付文書等を確認されたい．

■ 主な副作用

代表的な副作用として肝・腎機能障害や耳毒性（難聴，耳鳴，めまい等）があり，比較的よくみられるものとして好中球減少や血小板減少，発熱や発疹があるが，多くの場合では継続投与が可能である．

バンコマイシンでは特に，血中ヒスタミン濃度の上昇による red man 症候群といわれる全身紅潮や血圧低下を引き起こすため，急速なワンショット静注や短時間での点滴静注を避ける．具体的には1 g では 60 分を超える点滴時間とし，以降，500 mg あたり 30 分以上を目安に投与時間を延長する．

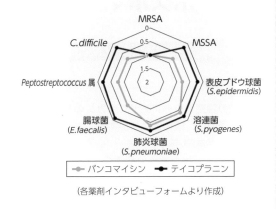

（各薬剤インタビューフォームより作成）

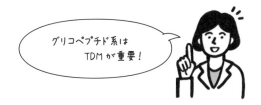

グリコペプチド系はTDM が重要！

その他，気をつけること

- バンコマイシン散に関しては添付文書上にも記載があるように，ほとんど吸収されないものの，腸管に病変のある患者等において尿中に排泄されることや，透析等の腎機能障害のある患者では血中濃度の上昇も認められている．
- バンコマイシンおよびテイコプラニンの注射剤に関しては，まずは最新の抗菌薬 TDM ガイドラインや MRSA 感染症の治療ガイドラインを一読されることを推奨する．その上で，両剤とも原則は，短期間投与（4 日未満）の場合には TDM を必須とせず，初回負荷投与を行い適切なタイミングで TDM を行うことが重要である．
- テイコプラニンはタンパク結合率が 90％ と高いことから，低アルブミン血症の場合，投与量から予測される血中濃度より低くなることが少なくない．その場合には，強引に負荷投与をしても血中濃度が上がらないこともある．血中濃度が上昇している場合には見かけ上の総血中濃度が一過性に上昇していることや過量投与になっていることもあり，有害事象が発生することが懸念される．

バンコマイシン（VCM，塩酸バンコマイシン®）／テイコプラニン（TEIC，タゴシッド®）

③ ホスホマイシン系

代表的な抗菌薬　ホスホマイシン（経口剤，注射剤）

■ 主な特徴

　細菌の細胞壁のペプチドグリカンの生合成を阻害し，殺菌的に作用する．生物学的利用率は 26％ と低いものの，分子量が小さく，アレルギーのリスクが低い．経口剤と注射剤それぞれの剤型がある．

■ 主な副作用

　他の抗菌薬同様に，下痢や悪心などの消化器症状，頭痛や視神経炎，難聴が現れることがある．女性特有の副作用として腟炎の報告もある．

■ 抗菌スペクトル

　注射剤はグラム陽性菌ではブドウ球菌，グラム陰性菌では大腸菌，*Serratia* 属，*Proteus* 属，*Morganella morganii*，*Providencia rettgeri*，緑膿菌に適応をもち，経口剤はこれらに加えて感染性腸炎で問題となる赤痢菌，*Salmonella* 属，*Campylobacter* 属がある．適応症は経口剤と注射剤とで一部異なるため，適宜，添付文書等を確認されたい．また ESBL 産生大腸菌や多剤耐性の腸内細菌目細菌に感受性が良好なこともあり，患者の重症度等を鑑み本剤の単剤治療や併用療法も検討されている．

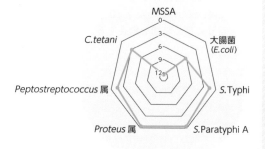

（ホスミシン® インタビューフォームより作成）

その他，気をつけること

経口剤はカルシウムが含有されているものの，前述のように生物学的利用率が低いため大きな問題になることはないが，注射剤は 1 バイアルあたり 14.5 mEq/g のナトリウムが含有されている．そのため注射剤は，心不全や腎不全，高血圧症などナトリウム摂取制限のある症例では十分に注意する．なお，欧米で上市されている経口剤には日本のカルシウム塩とは異なりトロメタモール塩が使用されている．この薬剤は，生物学的利用率が 37％ あり，1 回 3 g を 1 日 1 回という投与方法となっている．

ホスホマイシン（FOM，ホスミシン®）

4 リンコマイシン系

代表的な抗菌薬　リンコマイシン（経口剤，注射剤），クリンダマイシン（経口剤，注射剤）

■ 主な特徴

　細菌のリボソームの50Sサブユニットと選択的に結合し，タンパク合成を阻害する．生物学的利用率はリンコマイシンで30％弱，クリンダマイシンで90％弱と製剤により異なる．臨床では上記理由もあり，クリンダマイシンが使用されることが多い．

■ 抗菌スペクトル

　両剤ともに経口剤の適応菌種は，グラム陽性菌ではブドウ球菌，レンサ球菌，肺炎球菌．注射剤は，リンコマイシンは *Peptostreptococcus* 属，*Bacteroides* 属，クリンダマイシンはこれらに加え *Prevotella* 属，*Mycoplasma* 属である．適応症も経口剤と注射剤とで一部異なるため，適宜，添付文書等を確認されたい．クリンダマイシンはエリスロマイシンに類似した抗菌活性を示すが，MSSA（メチシリン感性黄色ブドウ球菌）には感受性があるものの，

■ 主な副作用

　他の抗菌薬同様に，下痢や悪心などの消化器症状，頭痛や視神経炎，難聴が現れることがある．女性特有の副作用として膣炎の報告もある．また，クリンダマイシン投与下では *Clostridioides difficile* 感染症の発現リスクが高まる．皮疹は10％程度みられるとされ，HIV感染患者ではその頻度はさらに高くなる．

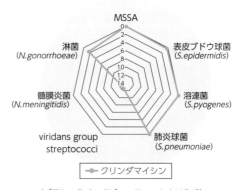

（ダラシン® インタビューフォームより作成）

MRSA（メチシリン耐性黄色ブドウ球菌）やCNS（コアグラーゼ陰性ブドウ球菌）の多くは耐性を示す．また多くの嫌気性菌に抗菌活性を有するものの，近年では *Bacteroides* 属の耐性化が進み，臨床的には横隔膜より上の感染症に対して使用されることが多い．

その他，気をつけること

　マクロライド系薬との併用は，作用部位が同様のため親和性が高く禁忌となっている．なお，クリンダマイシンは，*Streptococcus pyogenes* による toxic shock syndrome や壊死性筋膜炎に対し，ペニシリン系薬等の単独療法では予後不良な場合に，毒素産生の抑制効果を期待し併用されることがある．

リンコマイシン（LCM，リンコシン®）／クリンダマイシン（CLDM，ダラシン®）

5　アミノグリコシド系

代表的な抗菌薬　ゲンタマイシン（注射剤），トブラマイシン（注射剤），アミカシン（注射剤），アルベカシン（注射剤），ストレプトマイシン（注射剤），イセパマイシン（注射剤），カナマイシン（注射剤，経口剤）

■ 主な特徴

アミノグリコシド系薬は，主に細菌のリボソームの 30S サブユニットに結合しタンパク合成を阻害すること，グラム陰性桿菌の外膜に静電気的に結合し，リポ多糖による結合を弱めて外膜に孔を開けることで殺菌的に作用を示す抗菌薬である．

PK/PD のパラメータは C_{peak}/MIC に依存し，血中濃度が MIC 以下となっても発育阻止作用が持続する post antibiotic effect を有している．そのため，有効性と安全性の観点から，分割投与よりも 1 日 1 回投与が推奨されている．グラム陽性菌に対する併用療法，免疫不全患者に対する使用では分割投与で用いることもある．TDM のタイミングは C_{peak} とトラフ値で測定を行う．また，C_{peak} は組織分布が完了した時点（点滴開始 1 時間後：30 分点滴の場合，終了 30 分後）で測定し，トラフ値は投与前 30 分以内で測定する．グラム陰性菌感染症治療で，相乗効果を期待した併用療法では，腎機能低下例，腎毒性のある薬剤との併用，造影剤を使用している患者，高齢者，長期投与例で TDM を行うことが推奨されている．

一般にアミノグリコシド系薬は，半減期が短く，早期に定常状態に到達するため，TDM は 2 回目の投与前のタイミングで実施する．1 日 1 回投与におけるゲンタマイシン，トブラマイシンの目標 C_{peak} 値は，MIC＝2 μg/mL で≧15〜20 μg/mL，MIC≦1 μg/mL で≧8〜10 μg/mL，目標トラフ値は腎障害予防の観点から＜1 μg/mL を指標とする．1 日 1 回投与におけるアミカシンの目標 C_{peak} 値は，MIC＝8 μg/mL で≧50〜60 μg/mL，MIC≦4 μg/mL で≧41〜49 μg/mL，目標トラフ値は腎障害予防の観点から＜4 μg/mL を指標とする．1 日 1 回投与におけるアルベカシンの目標 C_{peak} 値は≧15 μg/mL，トラフ値は＜1〜2 μg/mL が指標となる．なお，経口薬は腸管からほとんど吸収されないため，感染性腸炎などの局所の感染症に使用される．

■ 抗菌スペクトル

ストレプトマイシン以外のアミノグリコシド系薬は，主に大腸菌，*Klebsiella* 属，*Enterobacter* 属，*Serratia* 属，*Citrobacter* 属，*Proteus* 属，*Morganella* 属，緑膿菌などのグラム陰性菌に抗菌作用を示す．また，黄色ブドウ球菌，レンサ球菌，腸球菌による血流感染症，感染性心内膜炎などにおいて β-ラクタム系薬との相乗効果を目的に使用されることもある．アルベカシンは MRSA（メチシリン耐性黄色ブドウ球菌）に対しても抗菌作用を示す（適応菌種は MRSA のみである）．ストレプトマイシン，カナマイシンは結核菌，非定型抗酸菌に対して抗菌活性を有する．

■ 主な副作用

　注意すべき副作用に，腎毒性，耳毒性がある．腎毒性は尿細管壊死を呈すると考えられており，乏尿になることは少ない．予防には，腎臓への蓄積，腎毒性のある薬剤の併用回避などが重要となる．一般に，腎機能障害は可逆性である．耳障害は，難聴を伴う蝸牛障害と三半規管が障害される前庭障害がある．要因には，遺伝的要素，総投与量，耳毒性を有する薬剤との併用などがある．難聴は両側性，対称性，高音障害型〜水平型であり，遺伝子変異をもたない患者ではめまい，耳鳴を伴うことも多い．

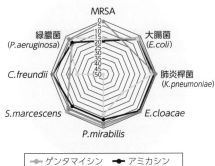

（ゲンタマイシン：審査報告書，アミカシン，トブラマイシン：抗菌薬インターネットブック，アルベカシン：インタビューフォームより作成）

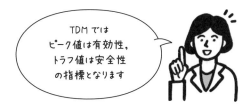

TDMでは
ピーク値は有効性，
トラフ値は安全性
の指標となります

その他，気をつけること

相互作用によって，腎毒性，耳毒性，神経筋ブロックに伴う神経系障害や呼吸抑制を発症させうる薬剤がある．腎毒性には，血液代用薬，ループ系利尿薬，バンコマイシン，白金含有抗悪性腫瘍薬，アムホテリシンB（AMPH-B）など．耳毒性には，ループ系利尿薬，白金含有抗悪性腫瘍薬など．神経筋ブロックには，ツボクラリン，パンクロニウム，ベクロニウム，A型ボツリヌス毒素製剤，コリスチンなどがある．

ゲンタマイシン（GM，ゲンタシン®）／トブラマイシン（TOB，トブラシン®）／アミカシン（AMK，アミカシン硫酸塩）／アルベカシン（ABK，ハベカシン®）／ストレプトマイシン（SM，硫酸ストレプトマイシン）／イセパマイシン（ISP，エクサシン®）／カナマイシン（KM，硫酸カナマイシン）

6 マクロライド系

■ 主な特徴

細菌のリボソームの50Sサブユニットの23S rRNAに結合してタンパク合成を阻害し，静菌的に作用する．生物学的利用率は約50％と高くはないが，吸収後の組織移行性に優れ，組織内濃度が血中濃度の数倍～数十倍にもなる．さらに，アジスロマイシンは半減期が68時間と極めて長いという特徴をもつ．ただし，脳脊髄液への移行性は低い．効果と相関するパラメータはAUC/MICである．一部の薬剤は％TAMとも相関する．

市中肺炎の主な原因菌である肺炎球菌をはじめとするグラム陽性菌の他，β-ラクタム系薬が無効なマイコプラズマやクラミジア，レジオネラなどにも有効であるため，小児から大人まで市中感染症全般に使用されるとともに，非定型感染症では第一選択薬となる．また，非結核性抗酸菌症に有効であるとともに，クラリスロマイシンはヘリコバクター・ピロリの除菌にも有効である．アジスロマイシンは，レジオネラに対してマクロライド系薬の中で最も高い抗菌活性を示す．

抗菌活性以外にも抗炎症作用，免疫調節作用，気道分泌抑制作用などがある．この効果を期待して，びまん性汎細気管支炎や慢性副鼻腔炎などにマクロライド少量長期療法も行われている．この少量長期療法は，炎症病態を改善させる治療法として重要な位置づけとなっている．しかし，低用量のマクロライド系薬を長期間投与することから，耐性菌発現のリスクが高いとともに，使用頻度の高さから耐性菌の増加も顕著な薬剤である．ただし，マクロライド耐性菌による感染症であっても，抗炎症作用によってマクロライド系薬の有効性は高いことも知られている．

■ 抗菌スペクトル

グラム陽性菌に対しては，ブドウ球菌，レンサ球菌，肺炎球菌に抗菌活性を示すが，グラム陰性菌の多くには抗菌活性がない．ただし，グラム陰性菌の *Moraxella catarrhalis*，インフルエンザ菌，*Campylobacter* 属，百日咳菌などには抗菌活性を有する．また，*Mycobacterium avium* complex（MAC），嫌気性菌の *Peptostreptococcus* 属ならびにレジオネラ，クラミジア，マイコプラズマなどの細胞内寄生菌に強い抗菌活性を有する．肺炎球菌で高率に耐性化，マイコプラズマでも耐性率が増加しつつある．

■ 主な副作用

　安全性の高い薬剤であるが，食思不振，悪心・嘔吐，下痢などの一過性の胃腸障害が起こる．特に下痢は，服用後短時間で生じる．これはモチリン様作用による腸管の蠕動運動亢進によるもので，整腸薬ではなく，消化管運動調整薬を考慮すべきである．また，頻度は低いものの QT 延長，心室頻拍（torsades de pointes を含む），心室細動が現れることがあるため，心疾患のある患者，低カリウム血症のある患者で特に注意する．

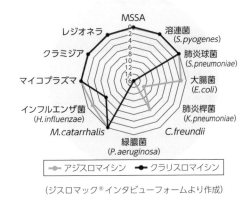

（ジスロマック®インタビューフォームより作成）

抗菌活性以外にも抗炎症作用，免疫調節作用，気道分泌抑制作用などをもつ抗菌薬

その他，気をつけること

薬物代謝酵素 CYP3A4 と結合して阻害作用を有することから，CYP3A4 で代謝される併用薬の代謝が阻害される．また，P-糖タンパク質に対する阻害作用を有することから，P-糖タンパク質を介して排出される併用薬の排出が阻害される．この阻害作用はクラリスロマイシンで特に強く認められ，アジスロマイシンでは弱い．そのため，テオフィリンやワルファリン，ジソピラミドやシクロスポリンなど多数の薬剤の血中濃度が上昇し，副作用が発現しやすくなる．注射時には，血管痛や心室頻拍の防止の点から 2 時間かけて点滴静注し，急速静注を避ける．

クラリスロマイシン（CAM，クラリス®，クラリシッド®）／アジスロマイシン（AZM，ジスロマック®）

1）三鴨廣繁監修，坂野昌志編著：もう迷わない！抗菌薬 Navi．第 2 版．南山堂，2018．
2）戸塚恭一編集：本当に使える！抗菌薬の選び方・使い方ハンドブック．羊土社，2013．

7 テトラサイクリン系

代表的な抗菌薬　　ミノサイクリン（経口剤，注射剤）

■ 主な特徴

　細菌のリボソームの 30S サブユニットに結合してタンパク合成を阻害し，静菌的に作用する．効果と相関するパラメータは AUC/MIC である．生物学的利用率は 90〜95％ と高い．さらに，脂溶性が高いため組織移行にも優れ，呼吸器系，肝胆道系，細胞内にも良好に移行する．

■ 抗菌スペクトル

　ブドウ球菌，溶連菌，肺炎球菌などのグラム陽性球菌，大腸菌，*Klebsiella* 属，*Enterobacter* 属などのグラム陰性菌のほか，マイコプラズマ，クラミジア，リケッチア，レジオネラなどの細胞内寄生菌，マラリアなどに抗菌活性を有する．なお，マラリアにも活性を有するが保険適用されていない．
　一方，ブドウ球菌，肺炎球菌やレンサ球菌，大腸菌などの耐性率は増加している．

■ 主な副作用

　悪心，嘔吐，食思不振などの消化器症状，皮膚・口腔内の色素沈着，頭蓋内圧亢進による視野障害を伴う頭痛などが起こる．歯牙着色，エナメル質形成不全，一過性の骨形成不全を引き起こすため，8 歳以下の小児への投与は避ける．

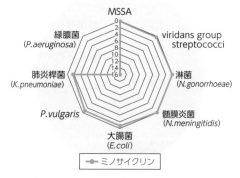

（ミノマイシン® インタビューフォームより作成）

その他，気をつけること

アルミニウム，マグネシウム，カルシウムなどを含む制酸薬，鉄剤などと同時服用するとキレートを形成し，吸収率が低下するため，服用時間を 1〜2 時間ずらす．ワルファリンやスルホニルウレア系薬などの血中濃度を上昇させ，作用を増強させるため注意する．注射剤では血管痛や静脈炎を起こすことがあるため，注射速度を遅くする．

ミノサイクリン（MINO，ミノマイシン®）

1）三鴨廣繁監修，坂野昌志編著：もう迷わない！抗菌薬 Navi．第 2 版．南山堂，2018．
2）戸塚恭一編集：本当に使える！抗菌薬の選び方・使い方ハンドブック．羊土社，2013．

8 オキサゾリジノン系

代表的な抗菌薬 リネゾリド（経口剤，注射剤），テジゾリド（経口剤，注射剤）

■ 主な特徴

細菌のタンパク合成過程の開始段階に作用する．生物学的利用率は約100％と高く，良好な組織移行性を示す．経口剤と注射剤それぞれの剤形がある．他の抗MRSA薬にはない経口剤があり，生物学的利用率が高いことから，注射剤から経口剤へのスイッチが可能である．

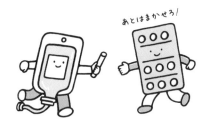

■ 抗菌スペクトル

黄色ブドウ球菌（MRSAを含む），CNS（コアグラーゼ陰性ブドウ球菌），腸球菌，肺炎球菌などのグラム陽性菌．ただし，リネゾリドの適応菌種はMRSAおよびバンコマイシン耐性 *Enterococcus faecium*，テジゾリドの適応菌種はMRSAのみである．

■ 主な副作用

特徴的な副作用として，血小板減少などの骨髄抑制が現れることがある．リネゾリドは長期投与により発現することが報告されており，一般的には14日を超えて投与することはすすめられない．また，腎機能低下患者では，より早期に骨髄抑制が発現しやすいといった報告もある．テジゾリドはリネゾリドよりも血小板減少発現率が低いとの報告がある．

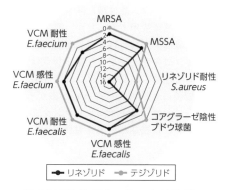

（シベクトロ® インタビューフォームより作成）

その他，気をつけること

リネゾリド，テジゾリドともにモノアミン酸化酵素阻害作用を有しているが，テジゾリドは通常投与量では臨床的な影響はほぼない．リネゾリドは選択的セロトニン再取り込み阻害薬を含むセロトニン作動薬（抗うつ薬，頭痛薬を含む）との併用によるセロトニン症候群（錯乱，せん妄，振戦，発熱，発汗，頻脈など）の出現に注意する．テジゾリドは腸管排出型トランスポーターであるBCRPの阻害作用を有することから，BCRPの基質となる薬剤（ロスバスタチン，メトトレキサートなど）の血中濃度を上昇させる可能性がある．

リネゾリド（LZD，ザイボックス®）／テジゾリド（TZD，シベクトロ®）

9 キノロン系

代表的な抗菌薬 レボフロキサシン (経口剤, 注射剤), ガレノキサシン (経口剤)

■ 主な特徴

細菌の DNA 複製にかかわる DNA ジャイレースやトポイソメラーゼIV を阻害することにより, 殺菌的に作用する. 効果と相関するパラメータは AUC/MIC および C_{max}/MIC である. また, mutant selection window (MSW) 内の濃度を薬剤が推移する時間である time inside MSW と AUC/MIC が耐性化と関連する.

キノロン系薬は発売された年代により特徴が異なり, 第 1〜第 4 世代に分類される. 第 2 世代前期までは全身移行性に乏しく, グラム陰性菌に活性を有するため尿路感染症用であったが, 第 2 世代後期以降は全身移行性が改善された. 特に, レボフロキサシンを含む第 3 世代は, グラム陰性菌のみならずグラム陽性菌, 非定型菌にも抗菌スペクトルが広がった. さらに, ガレノキサシンやラスクフロキサシンに代表される第 4 世代は, 嫌気性菌に対する活性を有するとともに肺炎球菌やブドウ球菌などのグラム陽性菌への活性が高まっており, レスピラトリーキノロンともよばれる.

消化管吸収率は高く, 血中半減期も他系統の抗菌薬に比較して長い. 臓器移行性, 細胞内移行性にも優れている. 尿路感染症や腸管感染症, 呼吸器感染症, 皮膚感染症など幅広い感染症で有効である.

汎用性が高いため, 濫用による耐性菌増加が懸念されている. 特に, 大腸菌のキノロン耐性率は約 40 % であり, 安易な投与は慎むべきである. また, 結核菌にも抗菌活性を有するため, 安易な使用は結核の診断を遅らせるリスクがある. 結核の可能性が否定できない症例では使用すべきではない.

■ 抗菌スペクトル

大腸菌, *Moraxella catarrhalis*, 炭疽菌, 赤痢菌, *Salmonella* 属, チフス菌, パラチフス菌, *Citrobacter* 属, *Klebsiella* 属, *Enterobacter* 属, *Serratia* 属, *Proteus* 属, *Morganella morganii*, *Providencia* 属, ペスト菌, コレラ菌, インフルエンザ菌, 緑膿菌, *Acinetobacter* 属などのグラム陰性菌に対する高い抗菌活性を有するとともに, ブドウ球菌, レンサ球菌, 肺炎球菌, 腸球菌などのグラム陽性球菌, マイコプラズマ, クラミジアなどの非定型菌, 結核菌などの抗酸菌, 嫌気性菌など広い抗菌活性を有する. ただし, 世代ごとに抗菌活性は著しく異なる.

■ 主な副作用

ほかの抗菌薬に比較して毒性は低いが，下痢や腹痛などの消化器症状，中枢神経症状（痙攣）や光線過敏症，高齢者でのアキレス腱断裂などがある．また，QT延長を起こすことがあるため，重篤な心疾患を有する症例は慎重投与である．キノロン系薬使用により大動脈瘤および大動脈解離の発現リスクが上昇する．さらに，幼若動物試験にて関節障害を認めたことから，トスフロキサシン等を除き，小児には禁忌である．重篤な低血糖は高齢者や糖尿病患者，腎機能障害患者で生じやすい．

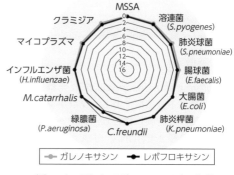

（ジェニナック® インタビューフォームより作成）

その他，気をつけること

アルミニウム，マグネシウム，カルシウム，鉄，亜鉛を含有する製剤などとの併用によりキノロン系薬の吸収が阻害されるため，服用時間を2時間以上ずらす．NSAIDs（非ステロイド性抗炎症薬）との併用により，痙攣が生じる．テオフィリンとの併用により，テオフィリンの血中濃度が上昇して頭痛，不整脈，痙攣等が起こる場合がある．ワルファリンとの併用により，ワルファリンの作用を増強し，プロトロンビン時間の延長が生じる．

レボフロキサシン（LVFX，クラビット®）／ガレノキサシン（GRNX，ジェニナック®）

1）三鴨廣繁監修，坂野昌志編著：もう迷わない！抗菌薬Navi．第2版．南山堂，2018．
2）戸塚恭一編集：本当に使える！抗菌薬の選び方・使い方ハンドブック．羊土社，2013．

10 環状リポペプチド系

代表的な抗菌薬　ダプトマイシン（注射剤）

■ 主な特徴

Streptomyces roseosporus 株の発酵産物に由来する抗菌薬である．ダプトマイシンは菌の細胞膜と結合し，速やかに膜電位を脱分極させ，DNA，RNA およびタンパク質の合成阻害が生じることにより作用を発揮する．皮膚や骨組織への優れた組織移行性を特徴とし，バイオフィルム内の MRSA（メチシリン耐性黄色ブドウ球菌）に対する殺菌効果も強いとされている．濃度依存的に作用を示し，1日1回・30分かけて点滴静注するが，緩徐に静脈内注射することも可能である．MRSA 感染症の治療ガイドライン 2019年改訂版では，菌血症，感染性心内膜炎等で第一選択にあげられている．投与量は体重あたりで設定されている．

■ 抗菌スペクトル

MRSA を含むブドウ球菌，レンサ球菌，腸球菌等，多くのグラム陽性菌に対して抗菌活性を示す．

■ 主な副作用

骨格筋等への影響が現れ，横紋筋融解症が起こる可能性があるため，クレアチンキナーゼ（CK，CPK）のモニタリングを定期的に行う．それ以外の副作用としては好酸球性肺炎，肝機能障害などにも注意が必要である．

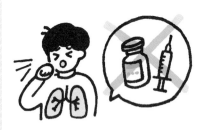

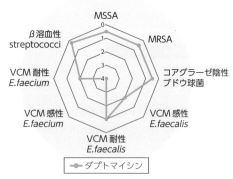

（キュビシン® インタビューフォームより作成）

その他，気をつけること

肺サーファクタントに結合し，不活化されるため肺炎には使用できない．

ダプトマイシン（DAP，キュビシン®）

11 ポリペプチド系

代表的な抗菌薬 コリスチン（注射剤，経口剤），ポリミキシン B（経口剤）

■ 主な特徴

　グラム陰性菌の細菌外膜の安定性を低下させ，抗菌殺菌活性を発揮する細胞膜障害薬である．コリスチンは日本で精製された抗菌薬で 1960 年から使用されていたが，腎毒性の頻度が高く，注射剤は国内市場から姿を消し，経口剤や外用剤のみとして使用されてきた．近年は MDRP（多剤耐性緑膿菌）など多剤耐性グラム陰性桿菌感染症が増加したことにより，海外ではコリスチンの注射剤は見直され，耐性菌に対して広く使用されるようになっている．日本でも 2015 年に再度承認されている．投与方法は，体重と腎機能に応じて調節が必要である．

■ 抗菌スペクトル

　コリスチンに感性の大腸菌, *Citrobacter* 属，*Klebsiella* 属，*Enterobacter* 属，緑膿菌，*Acinetobacter* 属に効能・効果を有する．臨床では，MDRP や CRE（カルバペネム耐性腸内細菌目細菌）などの耐性菌感染症に既存の抗菌薬による効果が期待できないときの最終的な治療薬となる．

■ 主な副作用

　腎機能障害，神経毒性，偽膜性大腸炎などが起こる可能性がある．

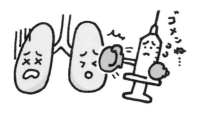

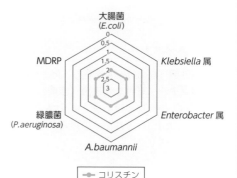

（Walkty A, et al.：*Antimicrob Agents Chemother.* 53(11)：4924-6, 2009 より作成）

その他，気をつけること

コリスチンは腎機能障害が 21％で出現することが添付文書において報告されている．コリスチン投与開始時は必ず腎機能を確認し，腎機能に合わせた投与量で投与を開始しなければならない．さらに，投与開始後は腎機能のモニタリングを投与終了まで実施することが重要である．

コリスチン（CL，オルドレブ®）／ポリミキシン B（PL-B，硫酸ポリミキシン B）

12 その他

メトロニダゾール

■ 主な特徴

嫌気性菌感染に対する抗菌薬として用いられる. *Clostridioides difficile* 感染症非重症例での第一選択薬である. メトロニダゾール自体に抗菌活性はなく，菌内に取り込まれた後，活性化し抗菌作用を示す. 経口投与された場合の吸収率は高く，組織移行性もよい. 外用剤として膣錠，ゲル剤もあるが，ゲル剤の適応はがん性皮膚潰瘍部位の殺菌・臭気の軽減である.

■ 抗菌スペクトル

嫌気性菌（*C. difficile* を含む），ヘリコバクター・ピロリ，原虫（赤痢アメーバ，ランブル鞭毛虫，トリコモナス）. ただし，それぞれの製剤で適応菌種は異なる.

■ 主な副作用

中枢神経障害，末梢神経障害が起こることがあり，特に 10 日を超えて投与する場合は注意する. 白血球減少，好中球減少が現れることがあるので，定期的に血液検査を実施する.

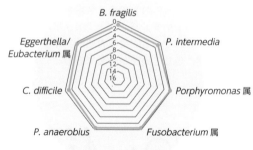

（アネメトロ® インタビューフォームより作成）

その他，気をつけること

一過性の尿着色がみられることがある. ジスルフィラム様作用*があるため，アルコール摂取は避ける.

*ジスルフィラム様作用：ジスルフィラムはアルデヒドデヒドロゲナーゼを阻害し，アルコール代謝の途中段階で生じるアセトアルデヒドを蓄積させることにより二日酔い・悪酔い症状を呈する. ジスルフィラム以外の物質による同様の阻害作用をジスルフィラム様作用という.

メトロニダゾール（MNZ，フラジール®，アネメトロ®）

ST（スルファメトキサゾール・トリメトプリム）合剤

■ 主な特徴

スルファメトキサゾールとトリメトプリムが5対1の割合で配合された合成抗菌薬である．幅広い抗菌スペクトルを有するが耐性菌も多いため，他剤が無効または使用できない場合に投与する．ニューモシスチス肺炎の予防と治療には第一選択となる．

■ 抗菌スペクトル

腸球菌，大腸菌，赤痢菌，チフス菌，パラチフス菌，*Citrobacter* 属，*Klebsiella* 属，*Enterobacter* 属，*Proteus* 属，*Morganella morganii*，*Providencia rettgeri*，インフルエンザ菌，*Pneumocystis jirovecii*．

注射剤の適応菌種は *P. jirovecii* のみである．

■ 主な副作用

消化器症状（悪心・嘔吐，下痢など），過敏症反応が頻度の高い副作用である．重大な副作用として造血機能障害がある．皮疹の副作用が出た患者において継続投与が必要な場合は，減感作療法を行う．

その他，気をつけること

妊婦には投与禁忌である．また授乳婦への投与も避ける．注射剤は溶解後に結晶析出が認められるため，できるだけ速やかに使用する．

ST合剤（バクタ®，バクトラミン®）

抗菌薬適正使用
実践 Q&A

1 抗菌薬（抗微生物薬）と他薬剤の併用で
特に注意すべき薬剤や組み合わせを教えてください.

　抗菌薬と他の薬剤が併用される際は,**薬物相互作用による影響**に注意が必要です.薬物相互作用には,**薬物代謝酵素,薬物トランスポーター,吸収過程における相互作用**があります.特に注意すべきなのは,薬物代謝酵素における相互作用で,全体の約 40％ を占めると報告されています.これにはチトクロム P450（CYP）という薬物代謝に関係する酵素群が主にかかわっています.CYP の種類としては,CYP1A2,CYP3A4 等があり,それぞれ基質となる（代謝される）薬物が決まっています.

　CYP の阻害作用を有する薬を併用すると,基質である薬物の代謝が抑制されて血中濃度が上昇し,副作用の発現リスクが高まります.一方,CYP を誘導することにより引き起こされる相互作用では,誘導薬の投与で CYP の発現が誘導され,酵素量が増加して基質薬の代謝が促進されるため,薬物血中濃度が低下して効果が減弱します.CYP に関連した相互作用を起こす主な抗菌薬（抗微生物薬）を**表1**に示します.

　CYP による薬物相互作用を回避するためには,併用する薬物が,CYP を阻害または誘導するのか,また,どの CYP の基質となるかを把握する必要があります.しかしながら,この組み合わせは多岐に渡る上に,同系統の薬剤であっても阻害・誘導の強さが異なる場合や,複数の CYP が代謝に関連する場合があり非常に複雑です.そして,影響の大きさに応じて併用注意や併用禁忌などの扱いが異なります.

　薬物相互作用の組み合わせをすべての薬物で記憶しておくことは現実的に不可能なので,多くの施設で電子カルテやオーダリングシステム上で相互作用（特に併用禁忌）をチェックするシステムが導入されています.しかし,システム上のチェックには限界があり,最終的には医療従事者が判断する必要があります.まずは大まかに,併用禁忌の組み合わせや,CYP の阻害および誘導作用を有する薬剤の種類や系統を把握しておき,詳細は各薬剤の添付文書や医薬品情報データベース等を活用し,個々の患者における併用の可否を判断するとよいでしょう.

表1　CYP による薬物相互作用を起こす主な抗菌薬（抗微生物薬）

薬　物	主な CYP	阻害 or 誘導	基　質
キノロン系薬	1A2	阻害	—
マクロライド系薬	3A4	阻害	3A4
アゾール系抗真菌薬	3A4	阻害	3A4*
HIV プロテアーゼ阻害薬	3A4	阻害	3A4
リファンピシン（RFP）	3A4	誘導	—

*ボリコナゾール（VRCZ）は 2C9 と 2C19 も関与.

複数の抗菌薬を併用すべき場面は，大きく分けて，①原因菌がまだ不明な治療初期の段階で，有効な対象菌種を増やす，または治療失敗を減らすため，②原因菌が判明した後に，治療効果を増強するための2つです．注意点は，使用する抗菌薬が増えれば増えただけ，副作用などの有害事象が増加することです．

■ **原因菌がまだ不明な治療初期の段階で，有効な対象菌種を増やす，または治療失敗を減らす**

　これは，特に経験的治療の際に実施する方法です．MRSA（メチシリン耐性黄色ブドウ球菌）が原因かもしれないしグラム陰性桿菌が原因かもしれない場合など，単剤では抗菌スペクトラムが不十分な場合を想定してください．たとえば，抗MRSA薬としてバンコマイシン（VCM）を，グラム陰性菌に対してカルバペネム系薬を併用するレジメンが生まれます．これは多様な組み合わせが選択可能で，細菌性肺炎に対し定型病原体に広域セフェム，非定型病原体にアジスロマイシン（AZM）やキノロン系薬を使用する併用レジメンなどもあります．

　また，緑膿菌（*Pseudomonas aeruginosa*）が原因の場合，もともと抗緑膿菌活性を有する薬剤に対して薬剤耐性を獲得している可能性が一定確率存在します．たとえば，第4世代セフェムやキノロン系薬がそれぞれ90％の感性率である地域や施設で，おおかた緑膿菌が原因菌とわかっている，または推定される症例に対し，第4世代セフェムとキノロン系薬を併用して治療開始すると，両者が耐性である可能性は低くなります．このように，経験的治療で抗菌薬を2剤併用する目的は，抗菌スペクトラムの拡大と，耐性による治療失敗を低減することの2点が考えられます．

■ **原因菌が判明した後に，抗菌効果を増強する**

　レンサ球菌や腸球菌（*Enterococcus* 属）による感染性心内膜炎では，β-ラクタム系薬単剤でも治療効果が得られますが，アミノグリコシド系薬を併用することで，抗菌力が増強する相乗効果（シナジー効果）が得られることがわかっています．しかし同じ菌種が原因でも，感染性疾患が異なれば，これらの相乗効果が優位とならないこともあるため，原因菌が何か，感染性疾患は何かを確定した症例にのみ実施する必要があります．

　また，高度薬剤耐性菌が原因の場合に，耐性や非感性の薬剤同士でも，2剤以上併用することで治療効果が期待できる場合があります．カルバペネマーゼ産生腸内細菌目細菌（CPE）に対するカルバペネム系薬とコリスチン（CL）やアミノグリコシド系薬の併用や，多剤耐性緑膿菌（MDRP）に対するアズトレオナム（AZT）とアミノグリコシド系薬の併用が，この例となります．

3 抗菌薬の用法・用量が添付文書とガイドライン等で異なる場合，どちらを重視すべきでしょうか？

　抗菌薬の使用には **PK/PD 理論**の理解が必要です．PK/PD の一環として，使用する抗菌薬が時間依存型か，濃度依存型かを把握します．β-ラクタム系薬は時間依存型であり複数回/日，キノロン系薬やアミノグリコシド系薬は濃度依存型であり 1 回/日投与を要します．時間依存型のパラメータとしては最小発育阻止濃度（minimum inhibitory concentration：MIC）を上回る血中濃度を保っている時間の割合である**% time above MIC（%TAM）**を確保し，濃度依存型のパラメータとしては薬剤投与後の最高血中濃度である C_{max}/MIC を担保する必要があります．MIC は菌により異なります．

　たとえば，CLSI の「M100 Ed30：2020」では，腸内細菌に対するセファゾリン（CEZ）のブレイクポイントを MIC≦2 で感性と定めています．CEZ を投与した健康成人を対象にした研究では，MIC 2 μg/mL と設定した時の 50%TAM の達成率は 1 g q8h（8 時間おき）で 83%，2 g q8h で 100% と報告されており，より高用量で投与した時の方が %TAM の達成率が高くなっています．一方で，CEZ のわが国の通常投与量は 1 g を 2 回に分けて投与，成人での最大投与量でも 5 g までと記されています．これでは目標の %TAM を達成できる可能性が低くなります．

　アミノグリコシド系のアミカシン（AMK）では，添付文書では通常成人 1 回で 100～200 mg を 1 日 2 回と記載されています．一方，「抗菌薬 TDM 臨床実践ガイドライン 2022」では，初期投与設計として，AMK 15 mg/kg（50 kg と仮定すると 750 mg）を 1 日 1 回で，C_{peak} は≧41～49 μg/mL が目標とされています．アミノグリコシド系薬は濃度依存型ですので，C_{peak}/MIC を高値にする必要があり，添付文書通りの用量では不足する可能性があります．

　添付文書には，わが国の過去の臨床試験での投与量が採用されていることが多いですが，これらは諸外国の推奨投与量に比して少なく，治療失敗につながる可能性があるため，注意が必要です．特に菌血症などの重症例では，抗菌薬投与量が少なく解熱を得られなかった症例が，dose up を行うことで解熱するということもあります．「JAID／JSC 感染症治療ガイドライン 2017 ─敗血症およびカテーテル関連血流感染症─」でも，成人のカテーテル関連血流感染症の標的治療（definitive therapy）として，ESBL 非産生 *Escherichia coli* や肺炎桿菌（*Klebsiella pneumoniae*）が原因菌の場合は CEZ 2 g を 1 日 3 回と明記しています．

　わが国の添付文書上での推奨投与量は近年見直されつつありますが，まだ不十分です．現状では各疾患の診療ガイドラインや「Sanford Guide」等を参考に，重症例

や難治例では保険適用量を超えることを認識の上，有害事象が生じない範囲で，**最大投与量を適切な投与間隔で投与する**ことが望ましいと考えます．

4 抗菌薬の有効・無効はどの時点でどのように判断すればよいでしょうか？

　抗菌薬の治療効果判定の時期は，重症度や原因微生物，そして感染臓器により多少異なっていますが，**一般的に治療開始 48〜72 時間後に効果判定を行う**ことが多いようです．48〜72 時間程度経過すると各種培養の結果が判明しており，効果判定時期に合わせて治療の最適化も可能となります．ただし，重症感染症では 48 時間以内に判定し，菌種判明前に治療の見直しが必要となることもあります．逆に膿瘍や骨髄炎の場合，治療効果が現れるまでに時間がかかるため，72 時間以降に評価を行うことがあります．

　治療効果判定には「臓器特異的」な指標を用いることが重要です．たとえば肺炎の場合，呼吸数や酸素飽和度（SpO_2），喀痰の量や性状の変化（膿性→漿液性），グラム染色所見などが有用であり，これらの指標は抗菌薬の投与後翌日でも評価が可能です．胸部 X 線は陰影の改善に時間がかかることがあり，早期の効果判定に向いていない場合があります．また，尿路感染症であれば尿中の白血球数やグラム染色所見，心内膜炎であれば血液培養陰性化が効果判定の指標になります．

　一方，発熱・白血球数・CRP は全身の炎症反応をみているだけで，本来感染症の治療効果判定には向いていません．治療効果があっても解熱までに時間がかかることがありますし，白血球数も重症化する場合は逆に低下します．CRP は治療開始 48〜72 時間後に評価すると上昇していることが多いです．これらが改善しないからという理由で治療効果がないと判断し，抗菌薬を変更してはいけません．大切なことは，「臓器特異的」な指標を基に患者の状態を診ることです．

5 注射薬から経口薬に移行可能なタイミングや条件を教えてください.

　注射薬から経口薬へ変更することを「**スイッチ療法**」とよびます．これは抗菌薬適正使用プログラムの推奨項目のひとつであり，入院期間の短縮や医療費の削減につながるとされています．スイッチ療法を行う条件は罹患臓器によって違いがありますが，少なくとも「**注射薬にて臨床症状が改善している**」ことと「**経口摂取が可能である**」「**服薬の遵守ができる**」ことが必要な条件となります．実際にスイッチ療法が行われることが多い疾患として，市中肺炎と腎盂腎炎があります．

　市中肺炎においては具体的な目安として，表2のような条件を満たした場合にスイッチ療法の有用性が示されています．腎盂腎炎においても，一般に解熱後など症状寛解24時間後または合併症（尿路閉塞や腎膿瘍など）のコントロール後3〜5日などが目安としてあげられています．一般的に治療期間が長くなる骨・関節感染症の場合，少なくとも2週間以上注射薬を投与したのちに，臓器移行性のよい経口薬に変更する場合が多いです．一方，同様に治療期間が長期となる感染性心内膜炎や内科的緊急疾患である髄膜炎では，原則経口抗菌薬へのスイッチ療法は推奨されていません．

　スイッチ療法は現時点で明らかなエビデンスが乏しい状態であり，目安となる項目に関しては，臓器ごとに今後さらに検討する余地があると考えます．

表2　市中肺炎におけるスイッチ療法の目安

1	呼吸器症状が改善している
2	CRP<15 mg/dL
3	経口摂取機能の十分な改善
4	体温が少なくとも12時間以上38℃以下

（栁原克紀，他：市中肺炎に対するスイッチ治療の有用性．
日化療会誌，57：423-429，2009）

6 薬剤熱を疑うべき状況や対処法を教えてください．

　薬剤熱は不明熱の重要な鑑別疾患です．薬剤を抗原とした III, IV 型アレルギー機序によるものが狭義の薬剤熱であり，ペニシリン系薬・セフェム系薬・サルファ剤・バンコマイシン（VCM）などの抗菌薬やプロカインアミド・ヒドララジン・ニフェジピンなどの抗不整脈薬・降圧薬，NSAIDs・ブレオマイシン・シメチジン・ヨードなども薬剤熱を起こしやすい薬剤とされています[1]．

　薬剤熱の特徴として以下の点があげられます[2][3]．

① 比較的**全身状態が保たれている**．

② **身体所見の異常**がほとんどない．

③ 比較的**徐脈**がみられる．

④ **皮疹**（体幹・手掌・足底）がみられる．

⑤ **白血球数上昇・好酸球数上昇**がみられる．

⑥ **血小板数減少・リンパ球数減少**がみられる．

⑦ **肝逸脱酵素上昇**がみられる．

　ただし，これらがそろう症例は少なく，**薬剤熱を疑った場合は可能であれば薬剤の中止を検討**しましょう．

　吸入麻酔薬やサクシニルコリンの使用が誘因となる全身麻酔中にみられる悪性高熱や，抗精神病薬・三環系抗うつ薬・抗パーキンソン薬の中止や減量によって生じる悪性症候群は，筋活動亢進による発熱であり，治療にはダントリウムが使用されます．また SSRI の過量投与や MAO 阻害薬などと併用した場合，脳内のセロトニン濃度上昇等による発熱や，精神症状・自律神経・神経筋の活動亢進症状をひき起こすセロトニン症候群，アトロピンなどの抗コリン薬投与での熱放散障害による高体温，バルビツレート・フェニトインなどの抗けいれん薬やアロプリノール・サラゾスルファピリジン・メキシレチン・ミノサイクリン（MINO）など原因薬剤を 2 ～ 6 週間内服後に発症する薬剤アレルギーと HHV-6（ヒトヘルペスウイルス 6）再活性化の複合した病態である薬剤性過敏症候群[4]などが薬剤関連性発熱としてあげられます．

1) Johnson DH, Cunha BA：Drug Fever. *Infect Dis Clin North Am*. Mar；10(1)：85-91. 1996.
2) 横江正道：これが不明熱の正体．この 1 冊で極める不明熱の診断学（野口善令監修・横江正道編集）．p60-64. 文光堂，2012.
3) 青木洋介．不明熱の検査の基本的進め方．ちょっと待った！その抗菌薬はいりません（青木洋介編集）．p41-44. メジカルビュー社，2018.
4) 藤山幹子，橋本公二：薬剤性過敏症候群と HHV-6 の再活性化について．ウイルス：59(1)，23-30, 2009.

**7　腎機能が低下している患者における
用法・用量の調節について教えてください.**

　抗菌薬を投与する際には，その薬剤が腎排泄型か肝消失型かを確認し，前者の場合には腎機能に応じた投与設計をする必要があります．後者の代表的な薬剤として，マクロライド系薬，テトラサイクリン系薬，リンコマイシン系薬，キャンディン系抗真菌薬などがあげられます．これらは原則として，腎機能障害時にも減量の必要はありません.

　腎排泄型抗菌薬の維持投与量は，有害事象を回避するために腎機能に応じて設定する必要があります．投与設計時の腎機能の指標として，多くの場合クレアチニンクリアランス（Ccr）が用いられます．血清クレアチニン（Scr）値が基準範囲内にあっても，必ずしも腎機能が正常であるとは限りません.

　特に急性腎障害（AKI）合併により持続的腎代替療法を要する重症患者では，短期間で腎機能が変動しやすいため，腎排泄型抗菌薬の使用には細心の注意を払う必要があります．クレアチニンは筋肉で作られるため，Scr より推算された Ccr や糸球体濾過量（GFR）は，やせや筋原性疾患などで筋肉量が減少している患者や肥満患者では高く推算され，肉類の摂取などにより低く推算されうることに注意が必要です．GFR 推算式では，体表面積を $1.73\,m^2$ の標準的な体型（170 cm，63 kg）に補正して GFR（mL/分/$1.73\,m^2$）が算出されます．この推算 GFR（eGFR）を Ccr に代わる腎機能の指標とする場合には，体表面積補正をしない値（eGFR 値に体表面積/1.73 を乗ずる）に変換します.

■ 腎機能障害時の抗菌薬の投与設計

　腎機能の低下した患者では多くの場合，薬物は尿中に未変化体で排泄されますが，尿中への活性体排泄率が高い薬物が蓄積することで有害事象をきたします．このような情報をもとに Giusti and Hayton 法（下式）を用いて，至適投与量を設定することができます．ただし，インタビューフォームや添付文書等に記載されているデータの信頼性が低い場合もあり，データの正しい評価が必要になります（詳細は多くの成書があるので確認を）.

Giusti and Hayton 法
投与補正係数（R）＝1−尿中排泄率×（1−腎不全患者の GFR/100）

＊腎機能正常者の GFR は
一般に 100 を用いる

　透析性が低い薬物の条件として，括弧内はあくまで目安ですが，分布容積が大きく（1〜2 L/kg 以上），タンパク結合率が高く（80〜90％以上），分子量が大きい（500〜2,000 以上）場合は透析で除去されにくいと報告されています．例としては，テイコプラニン（TEIC）やキャンディン系抗真菌薬等があげられます.

8 術後に感染予防目的で経口セフェム系薬が投与されていますが，有効なのでしょうか？

　術後感染予防抗菌薬（antimicrobial prophylaxis：AMP）は組織を無菌にする目的ではなく，手術中の汚染微生物を宿主の防御機能が十分機能できる微生物の数まで減少させる目的で投与され，術後の汚染・感染を防止するためのものではありません．術後感染予防抗菌薬の効果を最大にするには，次の原則に従うことが必要とされます．

① 術後感染予防抗菌薬は臨床試験の結果，手術部位感染（SSI）発症防止効果が認められた手術に使用する．

② 術野で最も汚染が予測される菌に有効な術後感染予防抗菌薬を選択する．

③ 術後感染予防抗菌薬の治療濃度を手術中および手術後数時間は維持する．

　耐性菌の選択を防ぐ観点から，可能な限り予防抗菌薬の投与期間は短期間とすることが望ましく，**48 時間を超える投与期間は耐性菌獲得リスクとなる**ことが知られています[1]．WHO や CDC の SSI 予防ガイドラインでは，清潔・準清潔手術ではドレーン留置の有無に関係なく，閉創後の抗菌薬追加投与はするべきではないと記載されています[2,3]．また，日本化学療法学会と日本外科感染症学会が作成した「術後感染予防抗菌薬適正使用のための実践ガイドライン」では，一部手術（胸腹部大動脈瘤 人工血管置換術の緊急手術，開腹直腸切除術，Gustilo 分類 IIIA 以上の開放骨折手術，経尿道的前立腺切除術）を除き投与期間は原則 24 時間以内とし，CRP などの炎症マーカーは手術侵襲の影響を受けるため，予防抗菌薬中止時期の参考にしないよう記載されています[4]．

　経口セフェム系薬は第 3 世代のものが頻用されますが，**経口からでは吸収性が悪く十分な治療濃度を維持できない**，術野の汚染はブドウ球菌などが主であり**スペクトラムとしては不適切である**ことから，術後に感染予防目的で使用することは推奨されません．

1) Harbarth S, et al.：Prolonged antibiotic prophylaxis after cardiovascular surgery and its effect on surgical site infections and antimicrobial resistance. *Circulation*, 101：2916-2921, 2000.
2) WHO：Global guidelines for the prevention of surgical site infection.
https://apps.who.int/iris/handle/10665/277399
3) Berríos-Torres SI, et al.：Centers for Disease Control and Prevention Guideline for the Prevention of Surgical Site Infection, *JAMA Surg*, 152：784-791, 2017.
4) 日本化学療法学会/日本外科感染症学会：術後感染予防抗菌薬適正使用のための実践ガイドライン. p9-12, 2016.

9 カルバペネム系薬が2週間以上投与されていますが改善がみられません．ASTとしてどのようなアドバイスが妥当でしょうか？

　まずは「改善」の指標を見直しましょう．感染症の改善の指標に，発熱，白血球数やCRPなどの炎症反応などを参考にしていませんか？**感染症の改善の指標は部位別に異なります（臓器特異的な指標）**．肺炎ならば呼吸数や酸素化，また喀痰のグラム染色が指標になる場合もあります．培養はカルバペネム系薬に耐性のある菌（*Stenotrophomonas maltophilia* など）が残っているだけで参考にならないことも多々あります．得られる結果には注意しましょう．発熱の改善がみられない場合は，感染症以外の原因による発熱を検討します．このなかで重要なのが薬剤熱と深部静脈血栓症です．腫瘍熱も頻繁にみられますが，感染症との鑑別が難しいことがよくあります．深部膿瘍などを形成している場合には，いくら抗菌薬を投与していても，ドレナージしなければ改善はみられにくいと思います．

　指標を見直して感染症の評価を行い，それでもやはり感染症が改善していない場合には，感染部位の検体を採取して**グラム染色**を行うことと**培養**を行う必要があります．**カルバペネム系薬がカバーしない感染症**をおさえておきましょう．MRSA（メチシリン耐性黄色ブドウ球菌），メチシリン耐性コアグラーゼ陰性ブドウ球菌（MRCNS），腸球菌（*Enterococcus* 属）の一部やコリネバクテリム属などのグラム陽性菌，クラミジア，マイコプラズマ，レジオネラなどの非定型肺炎の原因菌，*S. maltophilia*，*Burkholderia cepacia* などグラム陰性菌，*Clostridioides difficile*，真菌やウイルス感染症などです．これらの感染症の評価は必ず行いましょう．

　もし，どうしても感染症の改善がみられない理由がわからない場合は，患者さんの状態次第ですが**抗菌薬を中止**してみることも検討してください．この方法は，重症感染症などを起こしており，抗菌薬投与を中止することで致命的になる場合には使えません．ある程度の余裕があり，監視下で2～3日間の中止ができるならば，中止後に培養一式取り直してから再評価して，経験的治療を再開することもできるかもしれません．この方法で抗菌薬による薬剤熱を診断できたこともあります．

TDM（治療薬物モニタリング）の実施率を上げるための工夫について教えてください．

TDM はすべての薬剤で必要ではなく，一部の薬剤で必要となります．それらの薬剤の投与状況を把握するシステムを構築することで，TDM の実施率を上げることができます．さらに，TDM 対象の抗菌薬を開始する際は，薬剤師がはじめに投与設計を行うことで，初回の血中濃度測定を提案することができます．また，血中濃度測定の指示を出す医師や採血を行う看護師など，多くの医療従事者へ教育を行うことも TDM 実施率向上につながると思います．以下ではこれらについて解説します．

■ 処方状況の把握

薬剤の投与状況の把握には電子カルテや調剤部門システムを活用し，対象薬剤が開始となった時点で，血中濃度測定の予定を確認するシステムを構築しましょう．このシステムは病院ごとに運用方法が異なると思いますので，病院のシステムに合わせた方法を検討するとよいと思います．

■ 初期投与設計

薬剤師は TDM 解析ソフトを活用し，患者個別の投与方法の提案を行うことが重要です．TDM 解析ソフトはあくまで予測の値であり，実測の値を測定する提案を行うことも必要で，これが TDM 実施率向上につながります．TDM 対象の抗菌薬については，薬剤師が初期より個別化した投与方法の提案を行うことが重要です．

■ 医療従事者への教育

TDM について，ただ血中濃度を測定するだけでは不十分です．投与開始からの日数とトラフ値（投与直前）測定のタイミングが適切でない場合には，TDM が実施できません．TDM を行うための血中濃度の指示は医師が行い，血中濃度測定の採血は主に看護師が行います．これらの医療従事者への教育を行うことも，TDM 実施率向上につながると思います．

TDM を充実させるために薬剤師から情報発信を行い，他の医療従事者と協力することで実施率の向上につながります．

TDM の実施率を上げるためには・・・
- 処方状況の把握
- 初期投与設計
- 医療従事者への教育

11 アンチバイオグラム作成や活用の際の注意点を教えてください.

■ アンチバイオグラムの作成

アンチバイオグラムは施設ごとに異なるため,それぞれの施設データで作成することが必要です.また,図1のように,アンチバイオグラムは診療科などの集計単位ごとに異なるため,必要に応じて診療科や病棟ごとのアンチバイオグラムを作成することも有用な情報となります.

国内には標準的な作成法がないため,2019年3月に感染症教育コンソーシアムアンチバイオグラムガイドライン作成チームから示された「作成に関する推奨事項」[1] を参考に作成するとよいでしょう.

■ アンチバイオグラムの活用法

① 経験的治療(empiric therapy):感染症治療は多くの場合,薬剤感受性検査結果の判明前に抗菌薬が投与されます.グラム染色所見などの微生物検査情報から原因菌を推定し,アンチバイオグラムを参考に適切な抗菌薬を選択します.経験的治療においては,一般に80%以上の感性率の抗菌薬を選択します.

② 他施設とのデータの比較:他施設やJANIS(厚生労働省院内感染対策サーベイランス)データと比較することで,自施設の抗菌薬適正使用や薬剤耐性菌検出状況の指標となります.また,薬剤感受性検査の精度管理としての利用も可能です.ただし,データを比較するにはアンチバイオグラムを同一の方法で作成することが必要となります.異なる方法で作成したアンチバイオグラムの例として,集計

図1 アンチバイオグラムの一例:主要検出菌薬剤感受性率(小児科,内科)

菌名		菌株数	ABPC	SBT/ABPC	TAZ/PIPC	CEZ	CAZ	CTRX	CFPM	CMZ	MEPM	AZT	GM	AMK	FOM	LVFX
E.coli	小児科	30	40.0	43.3	96.7	70.0	80.0	80.0	86.7	100	100	83.3	93.3	100	90.0	76.7
	内科	154	50.0	51.9	97.4	80.5	87.0	87.7	89.6	100	99.4	88.3	89.6	99.4	91.6	66.2
K.pneumoniae	小児科	22	0	81.8	100	90.9	90.9	95.5	95.5	100	100	95.5	95.5	100	18.2	100
	内科	59	0	83.1	98.3	94.9	94.9	94.9	94.9	100	100	94.9	98.3	100	16.9	94.9

菌名		菌株数	MPIPC	ABPC	CEZ	IPM	GM	ABK	EM	CLDM	MINO	VCM	TEIC	LVFX	ST	RFP	LZD	DAP
S.aureus (MRSA)	小児科	53	0	0	0	0	62.3	98.1	28.3	52.8	88.7	100	100	41.5	100	90.6	100	100
	内科	35	0	0	0	0	65.7	100	20.6	41.2	77.1	100	100	25.7	100	100	100	100
S.aureus	小児科	165	100	45.5	100	100	72.7	99.4	59.4	60.6	97.0	100	100	91.5	100	90.6	100	100
	内科	107	100	49.5	100	100	73.8	100	67.7	66.7	100	100	100	82.2	100	99.1	100	100
S.epidermidis	小児科	12	25.0		25.0	25.0	50.0	—	45.5	54.5	91.7	100	100	50.0	58.3	83.3	100	100
	内科	45	25.0	17.8	24.4	24.4	64.4	—	48.7	64.1	100	100	97.8	42.2	80.0	100	100	100
E.faecalis	小児科	12	—	100	—	100	—	—		8.3	100	100	100	91.7	—	58.3	100	100
	内科	81	—	100	—	100	—	—		45.7	100	100	100	90.1	—	49.4	100	100

図2　集計方法によるアンチバイオグラムの差

集計方法	AZT	PIPC	IPM	MEPM	CAZ	CFPM	AMK	LVFX
同一患者初回分離株	81.5	94.6	90.3	93.6	929.9	89.7	94.3	79.4
同一患者最終分離株	66.8	85.6	71.9	78.2	81.0	77.0	92.7	68.5

　対象を集計期間における同一患者初回分離株と最終分離株で集計した場合のアンチバイオグラムを図2に示します.

1) http://amr.ncgm.go.jp/pdf/201904_antibaiogram_guideline.pdf

12 デ・エスカレーションを推奨してもあまり受け入れてもらえません. 実施率を高める工夫があれば教えてください.

　ASTの推奨を受け入れてくれるかどうかは, その病院の文化にもよります. ASTが信頼を得るには, 説得力のある推奨とデータを提示する努力, 繰り返し推奨する忍耐力が必要です.

　説得力のある推奨とはどのようなことでしょう？受け入れてもらう相手はその臓器におけるスペシャリストです. その分野におけるガイドラインや治療指針にももちろん精通しています. ASTが同じ土俵でディスカッションするためには, 知識を常にブラッシュアップしていなければなりません. ブラッシュアップされた知識に基づいて, なぜ広域抗菌薬が必要ないのか, 培養結果や臨床経過を示しながら説明し, どのような抗菌薬にデ・エスカレーションすべきかを提示すべきです. カルテに推奨を書き残すだけではなく, 対面もしくは電話でディスカッションすることが重要です. カルテだけではわからない臨床情報があることもしばしばあります. デ・エスカレーションによりアウトカム（治療効果）が変わらない, 耐性菌による感染症が減少した, 入院期間が短くなったなどのポジティブな体験があると, ASTとの関係性も良好になります. 信頼を得られるまで努力を続けましょう.

　特定の医師や診療科の処方行動の変容を促すためには, **データを示しながら対話を続ける**ことが必要です. 人は**比較される**と行動変容を起こしやすくなります. 診療科や病棟ごとの広域抗菌薬の経時的な処方量, 耐性菌の検出率などを示すことは効果的です. こうした情報の発信を続け, それでも改善がみられない場合には, 診療科や医師に**ヒアリング**を実施することも検討しましょう.

13 院内の分離菌サーベイランスを行う際の注意点と活用の際の工夫を教えてください.

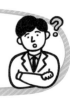

　院内の分離菌サーベイランスを実施するにあたって,その**監視範囲の設定**に注意が必要です.監視範囲はサーベイランスの基本条件(**表3**)にあたります.たとえば,ある病棟の短期的な MRSA(メチシリン耐性黄色ブドウ球菌)の分離動向を監視したい場合,1 エピソード 1 患者 1MRSA にて月単位単病棟集計を条件に設定します.このサーベイランスを定期的な病棟サーベイランスとして継続的に行うことは,MRSA のアウトブレイク監視の重要な情報となります.一方,比較対象を隣接する地域の施設に広げた場合には,**サーベイランスの条件を統一する**ことが必要です.条件の異なるサーベイランスは施設間比較としては成り立ちません.

　サーベイランスの対象範囲は疾患・病棟・施設・地域・日本そして世界とさまざま(サーベイランスの図 8,p.30 参照)であり,条件の統一を図ることは困難でありながら必須となります.近年はシステムにより条件設定が可能になっていますが,一方で Excel 手集計の施設も多くみられます.また,適切な培養依頼が行われていない施設においては,真の動向が監視されているか疑わしいことに注意が必要です.

　基本条件を明確にすることが重要であると同時に,集計の労力に値する監視能力を考えてサーベイランスを検討することも重要です.まずは,多様なサーベイランスを試みることが大切です.そして,施設に必要な監視対象のみを選択し,必要のないサーベイランスは中止することも大切です.

　入外区分により異なる分離菌の傾向,診療科により特徴のある分離菌や耐性菌の状況,特定の地域で検出される分離菌,それぞれの施設での分離菌傾向など,日々のルーチン業務とサーベイランスがリンクすることが,より良い活用につながるでしょう.

表3　サーベイランスの基本条件(監視範囲の設定)

条　件	具体例
期　間	月単位・年単位・月単位年集計など
対象範囲区分	入外・単病棟・特定疾患・性別・年齢・生活圏など
重複処理	期間内 1 患者 1 分離菌(1 年間 1 患者 1 分離菌など) 1 カ月 1 患者 1 分離菌など処理期間の個別設定 すべての分離菌を集計対象とする(重複処理なし)
監視培養処理	監視培養データを含む.あるいは,除く

14 血液培養の2セット率はどうすれば高められるでしょうか？

　適切な感染症診療を実践する上で，血液培養を2セット採取することは極めて重要です．2セットを採取する臨床的な意義は主に2つあります．1つは，**血液採取量が増えることにより培養感度が上昇すること**，もう1つは**皮膚常在菌が検出された場合にコンタミネーションの判断がしやすいこと**です．

　血液培養のオーダーや検体採取には，特定の専門科によらず研修医を含めたさまざまな医師や看護師がかかわるため，**院内全体の医師や看護師に向けた教育啓蒙活動が必要**であると考えます．患者と接する機会が最も多い研修医への指導は特に重要です．参考ではありますが，具体的には下記のような方法があげられます．

① 院内の医師や看護師向けの講習会
② 若手医師（初期・後期研修医）を中心とする勉強会
③ 抗菌薬適正使用ラウンドを介した担当医へのフィードバック　　など．

　当院において，2007年1月〜2012年2月の期間に同種造血幹細胞移植患者を対象として血液培養を採取された症例を後方視的に解析したところ，血液培養2セット採取に対する積極的な介入前後の2セット採取率の変化と重要性が示されました．

　積極的介入後の血液培養の2セット採取率は，介入前の3.7％から介入後には51.0％へと著増（p＜.0001）し，その結果として真の血流感染症と判断された症例は26.6％から40.1％へと有意な増加（p＝.03）を示しました．当院では研究対象期間以降も積極的な介入を継続しており，現在では初回の血液培養の2セット採取率は100％近くになっています．具体的な積極的介入としては，患者を受け持つ医師あるいは担当医との積極的な連携・ディスカッション，若手医師を対象とした血液培養採取の意義を含めた感染症レクチャー，定期的な抗菌薬適正使用ラウンドおよび血液培養採取の重要性に関するフィードバックなどを行っています．

15 薬剤感受性検査に加えて耐性機序の検査も必要となるのはどのような場合でしょうか？

　薬剤感受性検査で見かけ上は感性でも，潜在的に耐性機序を獲得しているため耐性と判断しなければならない場合があります．**検査結果は「感性」と判定されますが，実際には偽感性（本来は耐性）のために，その抗菌薬で治療をすると失敗する可能性があります．**

■ *β-*ラクタマーゼの確認

① **MSSA のペニシリナーゼ**：MSSA（メチシリン感性黄色ブドウ球菌）でベンジルペニシリン（PCG）が感性となった場合には，ペニシリナーゼ産生の有無を確認し，産生の場合には PCG 耐性と変換します．微量なペニシリナーゼ産生能を確認できない場合には，誤って PCG 感性と判断され，PCG を長期間使用すると治療に失敗することがあります．ペニシリナーゼの検出法を以下に記します．

- **ニトロセフィン法**：色調の変化（赤紫色）でペニシリナーゼの存在がわかります．陽性であれば PCG は耐性と判断できますが，検査感度が低くおすすめできません．

- **ゾーン・エッジテストとクローバーリーフテスト**：ディスク拡散法による PCG の感受性検査を応用した検査です．ゾーン・エッジテストは阻止円がしっかりできていれば（sharp）陽性，ぼやけていれば（fuzzy）陰性と判定します．陽性であれば PCG は耐性と判断できます．クローバーリーフテストの判定法も同様ですが，ゾーン・エッジテストに比べて検査感度が高い検査です．

- **遺伝子検査**：*blaZ* 遺伝子の確認により耐性と判断できます．

② **ESBL の確認**：ESBL（基質拡張型 *β-*ラクタマーゼ）では遺伝子型の種類により感受性結果に特徴があり，セフタジジム（CAZ）またはセフォタキシム（CTX）のどちらかに耐性傾向が強くなります．日本に多い CTX-M 型の場合は CAZ が感性となることがありますが，ESBL の確認テストで陽性であれば耐性と変換します．ESBL 産生菌を CAZ や CTX で治療した場合は失敗するという報告が多数あります．

③ **CRE（CPE）の確認**：カルバペネム耐性腸内細菌目細菌（CRE）のうち，カルバペネマーゼを産生（CPE）するが，カルバペネム感性と判定されるものが多く存在します．特に日本に多い IMP 型 CPE では多く見つかっています．カルバペネム以外の *β-*ラクタム系薬のほとんどに耐性である場合は考慮が必要で，mCIM や CarbaNP などの確認検査が陽性であれば CPE を疑い CRE として報告します．感受性結果の判定は不確定な部分が多く，感受性検査の結果をそのまま報告するか

は施設ごとに検討が必要です.

■ β-ラクタマーゼ以外の耐性機序の確認

① **マクロライド誘導耐性試験**：黄色ブドウ球菌（*Staphylococcus aureus*）や溶連菌（*Streptococcus pyogenes*），肺炎球菌（*Streptococcus pneumoniae*）のエリスロマイシン（EM）耐性菌のうち，クリンダマイシン（CLDM）感性となる菌株について検査を行います．特に骨軟部組織感染症や菌血症例では実施するのが望ましいです．D ゾーンテストを行い，陽性であれば CLDM 耐性と判断します．黄色ブドウ球菌と溶連菌では検査方法が異なりますので，詳しくは CLSI ドキュメントを参照してください.

② **アミノグリコシド高度耐性試験**：腸球菌（*Enterococcus* 属）はもともとアミノグリコシド耐性ですが，感染性心内膜炎ではペニシリン系薬の耐性化を緩徐にするためにアミノグリコシド系薬〔特にゲンタマイシン（GM）やストレプトマイシン（SM）〕を併用する機会が増えます．GM では 512 µg/mL 以上をブレイクポイントとして，これを超える場合は高度耐性のため併用効果が期待できないと判断されます．この場合には，PCG に加えて CTX などの β-ラクタム系薬の併用を行うこととなります.

16 感染症の治療中にも培養検査は必要でしょうか？
実施するとすればどのタイミングがよいでしょうか？

　感染症の治療中にも培養検査を再検することが必要になる場合があります．

　血液培養に関しては，黄色ブドウ球菌（*Staphylococcus aureus*）やカンジダが検出された場合，フォローアップの血液培養を採取して血液培養の陰性化を確認することがさまざまな診療ガイドラインで推奨されています．黄色ブドウ球菌以外のグラム陽性菌が検出された場合でも，多くのグラム陽性菌は感染性心内膜炎（IE）の原因となりうるため（菌種によって IE のリスクは異なります），血液培養 2 セットの再検が必要になるケースが多いと考えます．培養採取のタイミングに関しては確たる根拠はありませんが，米国心臓協会（AHA），欧州心臓病学会（ESC），日本循環器学会のガイドラインを参考にすると，**有効な治療が開始されて 48 時間後の再検**が一つの目安となります．菌血症が持続した場合はさらに 48 時間ごとの血液培養採取を繰り返し，培養の陰性化を確認する必要があります．

　一方で，グラム陰性菌が検出された場合は，適切な抗菌薬による治療開始後の臨床経過が良好であれば，血液培養を再検する必要性は低いと考えられています．グラム陰性菌による菌血症はグラム陽性菌に比べて再検による陽性率は低く，一過性の菌血症がほとんどであり，抗菌薬による治療開始により速やかに陰性化すると考えられているためです．ただし，治療経過が不良の場合，感染巣のコントロールができていない場合，カテーテル関連血流感染症（CRBSI）が考えられる場合，血管内感染症（感染性心内膜炎，感染性動脈瘤，血管内グラフト感染など）の場合は，血液培養の陰性化を確認するための再検が必要です．

　尿培養に関しては，腎盂腎炎に対する治療開始後に症状が悪化した場合や適切な抗菌薬の投与開始後 48〜72 時間以上が経過したにもかかわらず症状が持続する場合は，尿培養や薬剤感受性検査の再検が考慮されます．

　喀痰培養に関しても，肺炎に対する治療を開始したにもかかわらず治療経過が不良の場合は，抗酸菌検査を含めた喀痰検査の再検が考慮されます．

17 微生物検査は外注なので検査結果の報告が遅れてしまいます．何か改善できる方法があれば教えてください．

■ 外注先からの検査結果の活用

　微生物検査が外注の場合，院内で実施しているよりも結果の報告が遅くなってしまうことは仕方がないことだと思います．しかし，血液培養からの菌検出や薬剤耐性菌の検出，結核菌の検出など微生物検査としてのパニック値については，外注先から FAX や電話で報告があると思います．このような場合，迅速に報告できる体制を構築しておくことが重要です．また，微生物検査結果について検査室で確認し，特定の診療科や病棟で同一の菌種が複数患者から検出されている場合など，院内感染が疑われる場合は検査室から注意喚起することが必要です．「外注検査だから報告が遅れてしまう」と諦めるのではなく，報告された検査結果をいかに情報として活用するかについて，各施設で検討することが重要だと思います．

■ 正しい微生物検査結果を得るために

　微生物検査は検体の質によって結果に影響を受ける検査です．院内検査，外注検査にかかわらず，適切な検体で検査を実施することが重要です．そのためには外注検査に提出する前に検体の質を確認し，不良な検体は再提出を依頼することも検査室の重要な役割であり，正しい検査結果を得るためには不可欠です．

■ 正しい微生物検査を行うために

　正しい微生物検査を実施するには，図 3 に示すように①検査依頼，②検体採取，③検体保存・輸送，④検査実施・結果報告，⑤結果判読のすべてが適切に行われることが必要です．正しい微生物検査を実施するためには多職種のかかわりが必要であることが理解いただけると思います．微生物検査実施（外注検査）は微生物検査のごく一部です．

微生物検査を正確に実施・活用するために，多職種で協力する体制の構築が重要です．

図 3　正しい微生物検査を行うために

検査依頼	検査項目，検査時期：医師
検体採取	検査材料，採取容器，採取量：医師・看護師・患者
検体保存・輸送	保存方法（温度・時間），搬送方法：医師・看護師
検査実施・報告	試薬・装置の保守，検査実施・報告：臨床検査技師
結果判読	結果の解釈，利用：医師

18 看護師が特に注意すべき患者の観察項目を教えてください．また，AST に伝達すべきなのはどのような場合でしょうか？

　看護師は，患者の状態変化にいち早く気づき，医師に伝え，迅速・的確な検査・治療につなぐ役割があります．その過程で重要なことが「観察」です．抗菌薬をめぐる患者の観察は，①状態変化（感染兆候）に"気づく"，②感染を疑い検査等を行う，③治療開始後，に区分できます（表4）．まず，全身および局所状態，血液検査データ，デバイス等の使用に関連した観察から，**患者の状態変化に気づくことが重要**です．そしてその情報により，医師は微生物検査等を考慮しますが，検査結果がその後の治療に大きく影響することから，**検査にかかわる観察**も重要です．抗菌薬使用による治療開始後では，**有害反応の観察**，治療の効果判定として**感染を起こしている臓器に特異的な指標の観察**が不可欠です．これらと同時に看護師としては，

表4　看護師が特に注意すべき患者の観察項目

① 患者の状態変化（感染兆候）に"気づく"ための観察	
全身状態	●バイタルサイン：熱型・脈拍・呼吸状態の変化，悪寒戦慄の有無 ●炎症の4徴候：熱感，腫脹，発赤，疼痛の有無 ●血液検査　炎症所見：白血球数，CRP など 　　　　　　その他：腎機能，ヘモグロビン値，血糖値，TP，Alb など ●栄養状態：食事摂取量，貧血の有無 ●普段の状態との何らかの変化（例：元気がない，疲れやすい，反応が鈍いなど）
局所状態	●創部や創周囲の状態，ドレーンの状態（量，性状など） ●嚥下機能低下，咳嗽の増加，喀痰量の増加，酸素飽和度（SpO$_2$）の低下の有無など ●消化器症状：便の性状，下痢の有無，嘔気・嘔吐の有無など
デバイス関連	●尿道留置カテーテル：尿の性状（混濁），尿量 ●血管内留置カテーテル（例：中心静脈カテ，末梢静脈カテ）：刺入部の感染兆候（発赤，腫脹，疼痛，熱感，排膿など）の有無
② 感染を疑い検査等を行う上での観察	
微生物検査	●検査のタイミング，検体の品質評価（性状，採取の仕方，保管・搬送状態など），血液培養2セット提出
③ 治療開始後の観察	
抗菌薬使用関連	●抗菌薬投与による有害反応（アナフィラキシー，腎機能障害，肝機能障害，血小板減少，薬剤熱，薬剤性肺炎など） ●指示された投与時間，投与速度，投与間隔等の遵守状況 ● TDM における適切な採血の実施
治療の効果判定	＊感染を起こしている臓器に特異的な指標の観察 例）肺炎：呼吸数，喀痰グラム染色，ガス分析，胸部 X 線浸潤影など 　　尿路感染症：尿中の白血球数，尿培養結果など
全身状態	①の観察項目と同様 特に見た目の元気さ（活気），発熱，食欲，意識，脈拍，血液検査データなど

食欲や見た目の元気さ（活気），血液検査データ等の**全身状態の観察**も行い，情報共有します．指示された投与時間，投与速度，投与間隔等の遵守状況の観察も抗菌薬治療では重要です．

　ASTに伝達すべき（情報提供すべき）状況として，**微生物検査未実施での抗菌薬投与の開始，広域抗菌薬の長期投与**，標的感染症の改善は認めるが**発熱やCRPの異常が続くという理由による抗菌薬の継続投与**，等があげられます．早期改善のために，ASTへの積極的アプローチによって，より専門性の高い示唆を得ることを心がけましょう．それに先がけ，主治医・薬剤師・看護師間での**円滑な情報共有**は基本です．

19 臨床検査技師は患者の状況がわかりにくいのですが，検査の実施にあたり特に把握しておくべき患者情報があれば教えてください．

　患者情報は，あればあるだけ感染症の原因菌を検出することに近づけますが，特にということであれば，**入院患者か外来患者か**ということがあげられます．

　材料が血液でグラム陽性のレンサ球菌が検出された場合には，入院患者であれば腸球菌（*Enterococcus* 属）を念頭に検査を進めますし，外来患者であれば劇症型の溶連菌（*Streptococcus pyogenes*）が重要な細菌となります．救急搬送された患者の血液培養で2セット中1セットから腸球菌または *Clostridium perfringens* が検出された場合には，鼠径部から採血されたものかを確認することで汚染菌であるかを判断します．材料が喀痰であれば，入院患者では人工呼吸器関連の肺炎を考え，緑膿菌（*Pseudomonas aeruginosa*）などのブドウ糖非発酵菌がターゲットになります．外来患者では市中肺炎を考え，肺炎球菌（*Streptococcus pneumoniae*）やインフルエンザ菌（*Haemophilus influenzae*）などをターゲットとします．材料が便の場合には，入院患者では抗菌薬関連下痢症を考え，外来患者では *Campylobacter jejuni*，渡航歴があるのなら *Salmonella* 属や *Shigella* 属による腸炎を考えます．

　このように，入院患者と外来患者では検出される細菌の種類が根本的に違うので，とても重要な情報であると考えます．

20 AST 活動において AMR 対策アクションプランは
どのように参考にすればよいのでしょうか?

　現在, 国が示している薬剤耐性 (AMR) 対策アクションプラン (2016-2020) は, 2020 年までの成果目標を掲げています. AST 活動に関連する重要な項目は,「抗微生物剤の使用量」と「主な微生物の薬剤耐性率」だと考えられます.

　抗微生物薬の使用量については, **表 5** に示すように静注抗菌薬は 20%, 経口抗菌薬は 50% 削減する目標が掲げられています. 無用な抗菌薬の投与は控えるべきであり, 全体として使用量を減らすことも重要だと思います. ただし, この数値目標を達成することが本来の目的なのではなく, **適切に抗菌薬を使用して治療効果を高め, その結果として耐性菌の出現を抑えることが重要です**. その意味では, 病院全体で抗菌薬の使用量を集計して評価することも重要ですが, AST 活動によって**個々の患者の治療成績が高められているかどうかを評価することも大切**だと思われます.

　耐性菌の分離頻度については, 主な微生物の薬剤耐性率を低下させる目標が**表 6**に示す内容で掲げられています. 耐性菌の分離状況は医療機関によって差があるため一概には言えませんが, クリアするのが難しそうな設定の目標も含まれています. AST 活動において重要なのは, AMR 対策アクションプランの目標に届くかどうかということよりも, 自施設の耐性菌の状況を的確に把握し, 着実に減らせる方向に進められているかどうかだと思われます. MRSA (メチシリン耐性黄色ブドウ球菌) やフルオロキノロン耐性菌などについては院外から持ち込まれる可能性もあるため, 単に分離率だけで評価するのは問題があるかもしれませんが, 自施設における耐性菌の動向をしっかり見守っていくことが大切です.

表 5　**ヒトの抗微生物薬の使用量 (人口千人あたりの 1 日抗菌薬使用量)**

指　標	2020 年 (対 2013 年比)
全　体	33% 減
経口セファロスポリン, フルオロキノロン, マクロライド系薬	50% 減
静注抗菌薬	20% 減

表 6　**主な微生物の薬剤耐性率 (医療分野)**

指　標	2014 年	2020 年 (目標値)
肺炎球菌のペニシリン耐性率	48%	15% 以下
黄色ブドウ球菌のメチシリン耐性率	51%	20% 以下
大腸菌のフルオロキノロン耐性率	45%	25% 以下
緑膿菌のカルバペネム耐性率	17%	10% 以下
大腸菌・肺炎桿菌のカルバペネム耐性率	0.1-0.2%	同水準

索引

【編者略歴】

松 本 哲 哉 （まつ もと てつ や）
1987 年　長崎大学医学部卒業
同　年　長崎大学医学部附属病院第2内科入局
1993 年　長崎大学医学部大学院修了（臨床検査医学）
同　年　東邦大学医学部微生物学講座助手
2000 年　米国ハーバード大学ブリガム＆ウィメンズホスピタル，チャニング研究所（research fellow）
2004 年　東邦大学医学部微生物学講座講師
2005 年　東京医科大学微生物学講座主任教授
2007 年　東京医科大学病院感染制御部部長（2013年まで兼任）
2016 年　東京医科大学茨城医療センター感染制御部部長（2017年まで兼任）
2018 年　国際医療福祉大学医学部感染症学講座主任教授
2020 年　国際医療福祉大学成田病院感染制御部部長（兼任）
　　　　　現在に至る　医学博士

北 原 隆 志 （きた はら たか し）
1991 年　長崎大学薬学部卒業
1993 年　長崎大学大学院薬学研究科博士前期課程修了
1993 年　製薬企業中央研究所代謝研究部
1998 年　長崎大学医学部附属病院薬剤部
2007 年　長崎大学医学部・歯学部附属病院薬剤部副薬剤部長
2011 年　長崎大学病院薬剤部准教授・副薬剤部長
2018 年　山口大学大学院医学系研究科臨床薬理学講座教授
　　　　　山口大学医学部附属病院薬剤部長
　　　　　現在に至る　薬学博士

佐 藤 智 明 （さ とう とも あき）
1982 年　名古屋保健衛生大学衛生学部卒業
1982 年　東海大学医学部付属病院中央臨床検査部入職
2001 年　静岡県立静岡がんセンター感染症科
2010 年　山形大学医学部附属病院検査部技師長
2014 年　東京大学医学部附属病院感染制御部副技師長
2018 年　東京大学医学部附属病院検査部技師長
2020 年　国際医療福祉大学成田病院検査部技師長
　　　　　現在に至る

多職種で取り組む抗菌薬適正使用
AST 活動はじめの一歩　　　　　　　　ISBN978-4-263-22695-7

2022 年 6 月 10 日　第 1 版第 1 刷発行

編著者　松　本　哲　哉

　　　　北　原　隆　志

　　　　佐　藤　智　明

発行者　白　石　泰　夫

発行所　医歯薬出版株式会社

〒113-8612　東京都文京区本駒込 1-7-10
TEL (03)5395-7620(編集)・7616(販売)
FAX (03)5395-7603(編集)・8563(販売)
https://www.ishiyaku.co.jp/
郵便振替番号 00190-5-13816

乱丁, 落丁の際はお取り替えいたします　　　　　　印刷・教文堂／製本・皆川製本所